Dr. med. univ. Florian Frank

AFTER HOUR

Bibliografische Information der Deutschen Nationalbibliothek
Die Deutsche Nationalbibliothek verzeichnet diese Publikation in der Deutschen Nationalbibliografie. Detaillierte bibliografische Daten sind im Internet über https://dnb.de abrufbar.

Für Fragen und Anregungen
info@rivaverlag.de

Wichtiger Hinweis
Dieses Buch ist für Lernzwecke gedacht. Es stellt keinen Ersatz für eine individuelle medizinische Beratung dar und sollte auch nicht als solcher benutzt werden. Wenn Sie medizinischen Rat einholen wollen, konsultieren Sie bitte einen qualifizierten Arzt. Der Verlag und der Autor haften für keine nachteiligen Auswirkungen, die in einem direkten oder indirekten Zusammenhang mit den Informationen stehen, die in diesem Buch enthalten sind.

Originalausgabe
1. Auflage 2023

Türkenstraße 89
80799 München
Tel.: 089 651285-0
Fax: 089 652096

Redaktion: Ulrike Reinen
Umschlaggestaltung: Karina Braun und Martin Frank
Umschlagabbildung: Illustrationen: © Martina Frank; Foto: © Djuro Gunj
Bildnachweis: Illustrationen: © Martina Frank; Foto S.160: © Djuro Gunj
Layout und Satz: Bernadett Linseisen (schere.style.papier), München
Druck: Florjancic Tisk d.o.o., Slowenien
Printed in the EU

ISBN Print 978-3-7423-2428-3
ISBN E-Book (PDF) 978-3-7453-2190-6
ISBN E-Book (EPUB, Mobi) 978-3-7453-2189-0

Dr. med. univ. Florian Frank

AFTER HOUR

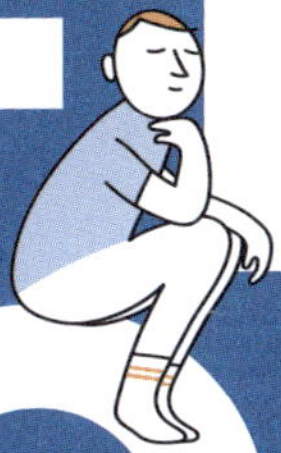

Deine Sprechstunde beim Proktologen

Alles, was du wissen musst, zu Verstopfung, Hämorrhoiden, Analfissur, HPV, Darmkrebs und der richtigen Hygiene

riva

INHALT

VORWORT

Dass ich als Urologe das Vorwort zu einem Buch über Proktologie schreibe, liegt nicht nur an der wichtigsten Untersuchungstechnik beider Fachrichtungen (Finger in den Po – Mexiko). Sondern es liegt daran, dass ich mit *Fit im Schritt* bereits ein Sachbuch auf meinem Fachgebiet veröffentlicht habe und *After Hour* den inhaltlichen Schulterschluss am Beckenboden darstellt.

Wissen Sie, was ich sehr häufig als Urologe gefragt werde? Als die Pille danach noch nicht frei verkäuflich war, war das des Öfteren Thema. Nicht selten musste ich diese nachts mit meinem Arztausweis für Freunde und Freundinnen besorgen. Das war aber noch nicht die häufigste Frage. Und auch nicht nach Potenzmitteln. Am häufigsten wurde ich gefragt, WARUM um Gottes willen ich denn Urologe geworden bin! Heute antworte ich meist scherzhaft, dass ich das schon früher im Kindergarten werden wollte, so wie andere halt Feuerwehrfrau oder Influencer. Und natürlich, um später ein Buch über dieses wundervolle Fach zu schreiben. Ein Fach für die ganze Familie, egal ob es der Junge mit dem Hodenhochstand, der Opa mit dem fehlenden Stand, die Mutter mit den Nierensteinen oder der Vater mit Prostatakrebs ist. Dass dieses Buch dann wiederum Inspiration für Florian war, ein Buch über sein Fachgebiet zu schreiben, ist eine wundervolle Ehre. Ich bin wirklich froh, dass es Proktologie gibt, denn Hey, das ist wirklich noch schlimmer, als Urologe zu werden. Und werde ich wieder gefragt, warum ich Urologe geworden bin, kann ich »Immerhin kein Proktologe« antworten. In Frankreich hat übrigens früher die Abschlussnote bestimmt, welches Fach man auswählen konnte. Die besten wurden Neurochirurgen in Paris, die schlechtesten Proktologen bei den Schtis. Immerhin bescheinigt man Urologen und auch Proktologen den besten Humor unter allen Fachbereichen, ob man den schon mitgebracht hat oder ob der mit der Facharztwahl kommt, ist allerdings unklar. Aber glauben Sie mir, Florian versteht sein Fachgebiet sehr sehr gut und schafft es in wunderbar erklärenden Worten, über dieses ebenfalls tabubehaftete Thema aufzuklären. Endlich weiß ich, warum es bei mir immer juckt und nässt am After – danke Florian!

Volker Wittkamp

HINWEIS

Dieses Buch erhebt keinen wissenschaftlichen Anspruch oder einen Anspruch auf Vollständigkeit. Vielmehr geht es darum, die aktuell zur Verfügung stehenden Informationen aus dem Gebiet der Proktologie für ein breites Publikum ohne medizinisches Vorwissen auf etwas unterhaltsame Weise verfügbar zu machen. Ziel ist dabei, das Schamgefühl schon vor dem Besuch einer proktologischen Praxis zur reduzieren. Zudem geht es um Aufklärung über die Funktionen des Körpers, die häufigsten Krankheiten aus der Proktologie sowie deren Vorbeugung und Behandlung. Dieses Buch ersetzt keine Vorstellung bei einer Ärztin oder einem Arzt, soll aber dazu dienen, den Weg dorthin zu erleichtern.

Damit wir uns gleich mal vom überholten Arzt-Patienten-Verhältnis der Vergangenheit verabschieden und uns auf Augenhöhe begegnen, erlaube ich mir, dich in diesem Buch zu duzen. Ich erhoffe mir davon, eine erste Hürde bei der Auseinandersetzung mit Themen rund um die Proktologie abzubauen.

WO KEINE SONNE HIN SCHEINT – *und doch Erleuchtung notwendig ist*

1

Fast alle Menschen werden im Laufe ihres Lebens von proktologischen Problemen geplagt. Ob durch die Volkskrankheit Hämorrhoiden, im Rahmen der Schwangerschaft und Geburt oder als Folge von sexueller Handlungen. Die Analregion ist aber bei den meisten Personen derart mit Scham behaftet, dass eine ärztliche Vorstellung erst erfolgt, wenn die Beschwerden kaum noch zu ertragen sind. Um die Zusammenhänge des Körpers in Bezug auf den letzten Teil des Verdauungstrakts und die Arbeit von Proktologinnen und Proktologen besser zu verstehen, werden im ersten Teil zunächst einige Grundlagen erklärt.

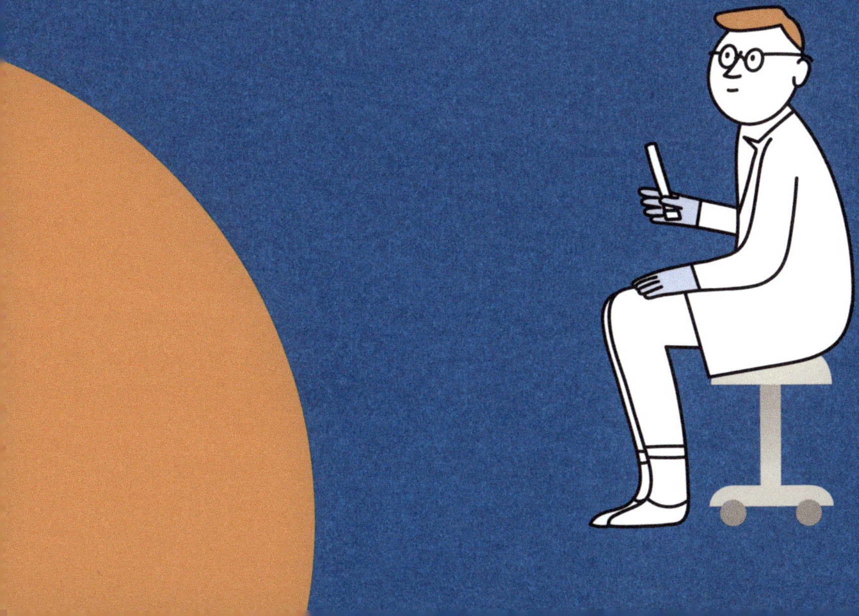

WAS MACHT EIN PROKTOLOGE?

Trotz der Häufigkeit proktologischer Erkrankungen wissen viele Menschen gar nicht, was ein Proktologe oder eine Proktologin eigentlich macht. Der After ist für viele Leute nach wie vor eine Tabuzone, über die nicht gesprochen wird. Wenn im persönlichen Gespräch aber erst einmal klar wird, worum es in der Proktologie geht, trauen sich die Leute plötzlich aus ihrer Deckung. Oft werden dann Fragen zu Hämorrhoidenleiden oder auch zum Analverkehr gestellt. Auf einmal berichten die Gesprächspartner*innen, dass sie ja auch schon mal in einer proktologischen Praxis vorstellig werden mussten, sich damals aber nicht getraut haben, im eigenen Umfeld darüber zu sprechen. Sowohl beim Austausch innerhalb der Sprechstunde als auch im Privaten merkt man, dass auf jeden Fall großes Interesse an diesem Themengebiet besteht. Häufig sind Betroffene dankbar für das Ausräumen von Unklarheiten in Bezug darauf, welche Abläufe des Körpers sich im Bereich des Normalen bewegen und wann eventuell eine weitere Abklärung oder auch Behandlung sinnvoll sind. Scheinbar muss diese Körperregion noch eine weitere Enttabuisierung erfahren, nachdem sich kaum jemand traut, offen über proktologische Fragen oder Probleme zu sprechen. Das war der Grund für mich, die relevanten Informationen zu der Funktion des Ausscheidungsorganes sowie den häufigsten Krankheiten auf möglichst verständliche und unterhaltsame Weise, sozusagen leicht verdaulich, für die breite Masse zusammenzufassen.

KAUM JEMAND BLEIBT VON PROKTOLOGISCHEN FRAGEN UNBERÜHRT

Über krankhafte Veränderungen – wie Blut im Stuhl, Hämorrhoiden, Juckreiz oder Geschlechtskrankheiten – hinaus soll dieses Buch auch »Po-Gesunden« eine Hilfestellung im Alltag bieten. So wird zum Beispiel thematisiert, welchen Einfluss die Ernährung auf den Stuhlgang hat. Außerdem wirst du erfahren, welche Angewohnheiten zu vermeiden sind, um der Entstehung von Krankheiten vorzubeugen. Du lernst, was es bedeutet, einen künstlichen Darmausgang zu haben und in welchen Fällen so etwas notwendig sein kann.

Es werden ein paar Spielregeln in Erinnerung gerufen, die zum Erhalt der sexuellen Gesundheit beitragen. Und zu guter Letzt wird auf die erogenen Zonen bei Frau und Mann eingegangen und wie bei der richtigen Herangehensweise anale Sexualität das Liebesleben bereichern kann. Es gibt also kaum jemanden, den die Proktologie nichts angeht.

Die Proktologie ist das Fachgebiet für Erkrankungen von After und Mastdarm. Das Wort *prōktós* leitet sich aus dem Altgriechischen ab und steht für After, Steiß oder Anus.[1] Aber warum möchten sich Mediziner*innen diesem speziellen Bereich verschreiben? Für Patienten und Patientinnen ist die Vorstellung in einer proktologischen Sprechstunde häufig mit Scham behaftet. In der Regel muss man mit einem fremden Menschen über den After sowie den Stuhlgang sprechen beziehungsweise über die Beschwerden, die einem in dieser Körperregion zu schaffen machen. Und darauf folgt in der Regel eine körperliche Untersuchung, bei der dieser sensible Bereich betrachtet sowie abgetastet wird und in den gelegentlich auch mit einem Untersuchungsinstrument hineingesehen wird. Die untersuchende Person wiederum benötigt viel Feingefühl, dem Leidenden die Untersuchung so wenig unangenehm wie möglich zu machen. Gleichzeitig liegt es in der Natur der Sache, dass in der Proktologie tätige Ärztinnen und Ärzte leicht mit Exkrementen sämtlicher Aggregatszustände in Berührung kommen können. Hier sollten bei der untersuchenden Person also keine Berührungsängste bestehen.

Viele Menschen sehen sich mit proktologischen Problemen konfrontiert; etwa 70 Prozent leiden im Laufe ihres Lebens unter Hämorrhoiden. Man geht von einer Inzidenz von 40 bis 50 pro 100 000 Erwachsene pro Jahr aus.[2] Wären Hämorrhoiden so ansteckend wie Corona, müsste man bei einem derart hohen Wert bereits über eine Ausgangssperre nachdenken. Man kann durchaus von einer Volkskrankheit reden. Die Dunkelziffer liegt vermutlich noch höher, nachdem sich nicht alle Geplagten aufgrund von Beschwerden am After zu einem Arztbesuch durchringen können. Zu den unangenehmsten Erkrankungen gehört sicherlich die Analfissur, ein Riss in der Afterschleimhaut. Davon wird etwa jede zehnte Person einmal heimgesucht. Analabszesse und -fisteln sind ebenfalls häufig und haben sogar eine volkswirtschaftliche Relevanz. Zwei Prozent der Bevölkerung werden im Laufe ihres Lebens aufgrund dieser Erkrankungen behandelt. Die Wundheilung nach einer Operation, die mehrere Wochen dauern kann, sorgt bei den Betroffenen für einen längerfristigen Arbeitsausfall. Zuletzt sind bösartige Tumoren des Darms die zweithäufigste Krebsart überhaupt. Aufgrund guter Behandlungsoptionen bei rechtzeitiger Diagnose spielt hier vor allem die Vorsorge eine wichtige Rolle.

WIE WIRD MAN EIGENTLICH PROKTOLOGIN ODER PROKTOLOGE?

Proktologisch tätige Mediziner*innen werden dies in der Regel im Rahmen einer sogenannten Zusatzbezeichnung. Es handelt sich meist um Fachärzte oder -ärztinnen für Chirurgie, Gastroenterologie oder Dermatologie, gelegentlich auch aus der Gynäkologie oder Urologie. Die Zusatzbezeichnung »Proktologie« kann in den meisten Bundesländern in Deutschland durch eine einjährige ärztliche Tätigkeit bei einem dazu befugten Weiterbilder und durch Erfüllung eines Anforderungskatalogs erlangt werden. Dieser Katalog enthält beispielsweise eine bestimmte Anzahl an Mastdarmspiegelungen (50) oder Behandlung von Hämorrhoiden (100), die unter Anleitung durchgeführt werden müssen.[3]

Nach wie vor stellt sich für Außenstehende die Frage: Warum Proktologie? Ich selbst bin Facharzt für Viszeralchirurgie (Chirurgie des Bauchraumes und der inneren Organe) mit den Zusatzbezeichnungen spezielle Viszeralchirurgie, Ernährungsmedizin und eben auch Proktologie. Ich habe mich für die Chirurgie entschieden, weil ich während des Studiums gemerkt habe, wie erfüllend der oftmals kurze Weg zwischen Krankheit und Heilung für die Behandelnden in operativen Disziplinen sein kann. Sicherlich gibt es auch komplexe Eingriffe, die langwierige Verläufe nach sich ziehen. Leider ist auch in der Chirurgie nicht jede Behandlungsmaßnahme von Erfolg gekrönt. Häufig kann man aber den Effekt der durchgeführten Operation innerhalb weniger Tage oder Wochen sehen. Genauso bemerkt man dann auch den schwindenden Leidensdruck der operierten Person. Im Vergleich zu Therapien durch konservative Maßnahmen, also Behandlungen, die keine Operation beinhalten, bei der sich Behandlungserfolge durch Lebensstiländerung, Medikamente oder sonstige Interventionen oftmals erst nach Monaten zeigen, erscheint mir als Arzt und Person mit wenig Geduld der Weg der Chirurgie befriedigender. Bei der Proktologie im Speziellen, die ich als Teilgebiet der Chirurgie des Bauchraumes verstehe, kann man diesen Verlauf, eine kleine Maßnahme mit rascher Wirkung, häufig beobachten. In vielen Fällen ist sogar gar kein operativer Eingriff nötig.

BESCHWERDEN AM AFTER HABEN EINE BESONDERE BRISANZ

Personen mit proktologischen Erkrankungen haben aus unterschiedlichen Gründen einen besonders hohen Leidensdruck. Sie werden in der Regel täglich mit ihren Beschwerden konfrontiert, da der Darm ohne Pause arbeitet. Im Bereich des Afters herrscht eine besonders hohe Nervendichte, sodass bereits kleinere Abweichungen vom gesunden Zustand zu unmittelbaren Beschwerden führen können. Und zuletzt wird ein Arztbesuch aufgrund der von der Gesellschaft auferlegten Scham häufig unnötig hinausgezögert.

Ich bin an dieser Stelle ehrlich: In den meisten Fällen genügt als Behandlung tatsächlich eine Beratung zum Ausgleich von Fehlinformationen in Bezug auf die eigenen Stuhlgewohnheiten. Die Vorstellung davon, was ein »normaler« Stuhlgang bedeutet, muss bei vielen jedoch angepasst werden. Eine Kombination aus lokalen Maßnahmen – wie Salben und Hautpflege – sowie der Einnahme natürlicher Stuhl regulierender Präparate reicht zur Behandlung einiger proktologischer Erkrankungen bereits aus. Sollte dennoch eine Operation notwendig sein, handelt es sich in der Regel um kleinere Eingriffe, die meist ohne Übernachtung im Krankenhaus durchgeführt werden können. Wenn man Patienten und Patientinnen nach der Behandlung, mit oder ohne Operation, einige Wochen später wieder in der Sprechstunde sieht, erscheint der gelinderte Leidensdruck im Vergleich zur durchgeführten Maßnahme häufig überproportional ausgeprägt zu sein. Anders als bei anderen Fachdisziplinen oder Organsystemen liegt über diesem Fachgebiet also immer noch ein gewisses Schamgefühl. Die Proktologie ist in der Medizin etwa das, was der sonderbare, angetrunkene Onkel auf einer Familienfeier ist. Man ist von dessen Anwesenheit peinlich berührt, aber er gehört halt irgendwie mit dazu (und ohne ihn kommt nicht so richtig Stimmung auf).

Im Unterschied zur Empfehlung von Zahnärzten oder Orthopäden würden vermutlich die wenigsten Menschen bei proktologischen Problemen ihre Freunde oder Freundinnen nach guten Proktologen oder Proktologinnen fragen. Lass mich deshalb sprichwörtlich Licht ins Dunkel bringen und dir die unterschiedlichen Facetten der Proktologie näherbringen.

ANATOMIE – LICHT AM ENDE DES TUNNELS

Um die Vorgänge beim Stuhlgang und das Zusammenspiel der verschiedenen daran beteiligten Komponenten zu verstehen, soll zunächst der anatomische Aufbau des Verdauungstrakts und des Afters erklärt werden. Der After (lateinisch *Anus*) bezeichnet dabei die Austrittsöffnung des Darms. Um in den weiteren Kapiteln ein Verständnis für die körperlichen Abläufe und die verschiedenen Erkrankungen zu entwickeln, bildet dieser kurze theoretische Ausflug eine wesentliche Grundlage. Ich halte mich so kurz wie möglich, um dich nicht vorab mit zu vielen Details zu langweilen.

DER MENSCHLICHE VERDAUUNGSTRAKT

Der Verdauungstrakt beginnt mit Mund, Speiseröhre und Magen. An den Magen schließt sich der Dünndarm an, der sich in die drei Abschnitte Zwölffingerdarm, Leerdarm und Krummdarm gliedert. Der Dünndarm kann zwischen drei und sechs Metern lang sein. Zum Vergleich: Eine ausgewachsene Python

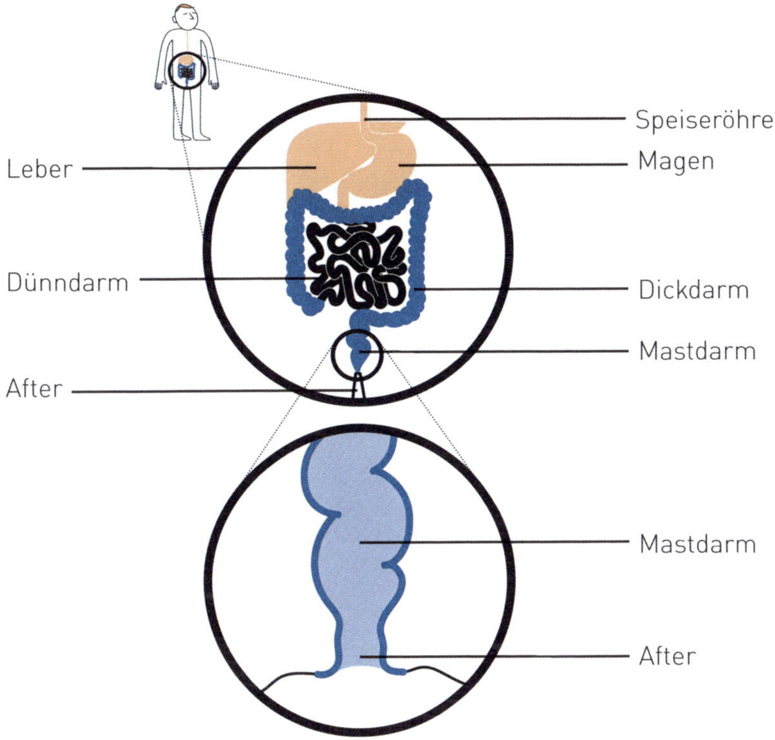

Weg der Speise durch den Verdauungstrakt

erreicht ebenfalls eine Länge von sechs Metern, allerdings wiegt der Dünndarm im Vergleich zur Schlange etwa 90 Kilo weniger. Im rechten Unterbauch mündet der Dünndarm in den Dickdarm. Dieser besteht aus dem Blinddarm mit seinem Wurmfortsatz *(Appendix vermiformis)* und dem aufsteigenden, dem queren, dem absteigenden sowie dem s-förmigen Dickdarm *(Sigma)*.

Den letzten Abschnitt des gesamten Darms bezeichnet man als Mastdarm oder *Rektum*. Daran schließt sich der Anus an. Der Anus und der Mastdarm sind in ein komplexes muskuläres Gebilde aus zahlreichen Muskeln eingebettet, das gemeinhin als Beckenboden bezeichnet wird. Zusammen mit der Haut um den After sind dies die relevanten anatomischen Strukturen, mit denen sich Proktologen und Proktologinnen auskennen sollten.

DER AUFBAU DES AFTERS

Der Anus besteht aus einem inneren und äußeren Schließmuskel *(Musculus ani internus* und *externus)*. Den Durchtritt durch den Schließmuskel bezeichnet man als Analkanal. Dieser ist in der Regel drei bis vier Zentimeter lang, wobei der Analkanal bei Männern in der Regel minimal länger ist als bei Frauen. Oberhalb des Analkanals befinden sich Gefäßerweiterungen, die von Arterien mit Blut versorgt werden. Diese sind mit Venen verbunden und bilden dadurch den sogenannten Hämorrhoidenplexus, ein schwammartiges Geflecht aus Blutgefäßen. Aus dem Altgriechischen sinngemäß übersetzt bedeutet Hämorrhoiden »Blutfluss«. Analog zu den Schwellkörpern der äußeren Genitalien bei der Frau, *Corpus cavernosum clitoridis,* und dem Mann, dem *Corpus cavernosum penis* (das sind die Strukturen, die sich bei sexueller Erregung mit Blut füllen und deshalb anschwellen), spricht man am After auch vom *Corpus cavernosum recti*, also dem Schwellkörper des Mastdarms.[4] Hämorrhoiden sind also primär erst mal nichts krankhaft Verändertes, sondern eine wichtige anatomische Struktur, die bei jedem Menschen vorliegt. Am Übergang vom 16 Zentimeter langen Rektum zum Analkanal finden wir die sogenannten Proktodealdrüsen.[5] Wie du auf Seite 75 über Analabszesse und Analfisteln sehen wirst, haben diese Drüsen hier eine besondere Bedeutung für die Entstehung des Krankheitsbilds.

DER BECKENBODEN ALS WICHTIGE STRUKTUR FÜR FRAU UND MANN

Der Beckenboden wird aus mehreren flächigen Muskeln um den Mastdarm gebildet, die das knöcherne Becken abschließen. Lediglich die Durchtrittsstellen für den Mastdarm sowie den Harnleiter und die inneren Genitalien werden von den Muskeln ausgespart. Eine besondere Rolle nimmt dabei der *Puborectalis*-Muskel ein, der nicht flächig ist, sondern sich wie eine u-förmige Schlinge um das untere Rektum legt. Er ist damit eine wichtige Komponente der Kontinenz, also der Fähigkeit, Stuhl zu halten.

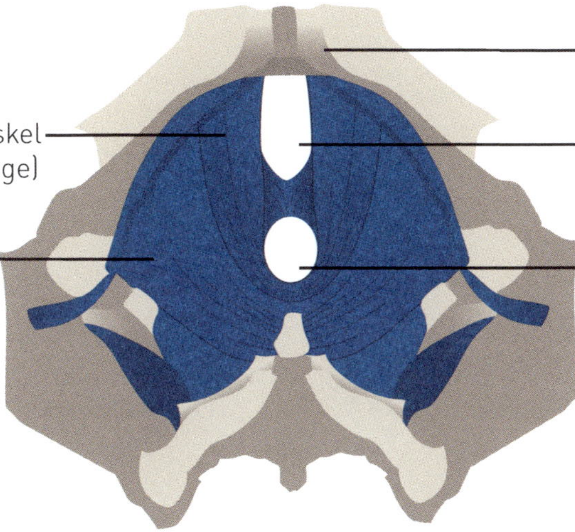

Anatomie des Beckenbodens

Der Beckenboden ist ebenso relevant für die Urinkontinenz. Während Schwangerschaften oder nach Geburten kann es hier zu Veränderungen kommen, die Einfluss auf die Kontinenzfunktion haben, weshalb Beckenbodentraining und Übungen zur Rückbildung nach Geburten für Frauen unverzichtbar sind. Die Herren der Schöpfung brauchen sich hier aber gar nicht entspannt zurücklehnen. Besonders in der zweiten Lebenshälfte können Männer durch regelmäßiges Beckenbodentraining sowohl ihre Urinkontinenz als auch ihre Erektionsfähigkeit verbessern. Denn etwa die Hälfte der 60-Jährigen und zwei Drittel der 70-Jährigen leiden unter Erektionsstörungen.[6] Die Urininkontinenz betrifft bei der Gesamtbevölkerung etwa zehn Prozent der Männer und 15 Prozent der Frauen, wobei die Häufigkeit mit dem Alter zunimmt.[7]

So viel zur Theorie. Im nächsten Kapitel erkläre ich dir, welchen Weg die Speise zwischen unserem Teller und der Toilettenschüssel nimmt. Außerdem sehen wir, welche komplexen Abläufe eigentlich dahinterstehen, dass wir uns als Kinder das Tragen von Windeln abtrainieren können.

P(R)O-GESUNDHEIT –

nicht nur die Toilette zählt

2

Was kann man selbst zum Erhalt der Darmgesundheit beitragen? Wie entstehen unterschiedliche Farbtöne des Stuhls? Was trägt die Ernährung zur Verdauung bei und was ist beim Toilettengang zu beachten? Und danach? Es gibt viele Dinge in der Lebensführung, die Einfluss auf den Stuhlgang haben. Unsere täglichen Lebensgewohnheiten haben einen Effekt auf die Darmtätigkeit, im Negativen wie im Positiven. Welche Punkte es dabei zu beachten gilt und welche wichtige Rolle eine Pflanze aus Indien dabei einnehmen kann, erfährst du im folgenden Kapitel.

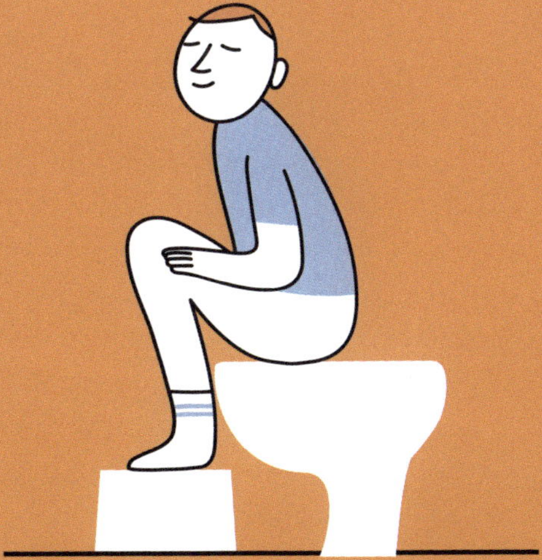

DER WEG IN DIE TOILETTENSCHÜSSEL

Stell dir vor, du hast gerade eine Mahlzeit beendet, bist zufrieden, satt und ruhst dich auf dem Sofa aus. Während du runterfährst, fängt die Arbeit für den Darm gerade erst an. Aber was passiert im Inneren des Körpers weiter mit der Nahrung? Zunächst wird das Essen im Mund zerteilt und mit Speichel vermengt. Nachdem der Speisebrei im Magen bereits zerkleinert wurde und im Dünndarm Verdauungsenzyme dazugegeben wurden, sind bei Ankunft des hier noch recht flüssigen Stuhls im Dickdarm bereits die meisten Nährstoffe und Vitamine aus der Nahrung über den Dünndarm aufgenommen worden. Die Aufgabe des Dickdarms ist nun, dem Stuhl Wasser zu entziehen und dies zurück in den Körper zu bringen. Je mehr sich der Stuhl dem After nähert, desto fester wird dieser also in der Regel. Der Darminhalt wird dann im vorletzten Darmabschnitt, dem *Sigma*, im linken Unterbauch eingelagert. Dieser s-förmige Teil des Dickdarms ist von seiner Lage variabel und reicht bei manchen Menschen auch bis in den rechten Unterbauch hinüber. Hat sich hier genug Stuhl angesammelt, arbeitet sich die Masse bis in den Mastdarm vor. Damit wir uns dann nicht in die Hose machen, sind mehrere ineinandergreifende Abläufe nötig.

WIE NICHTS IN DIE HOSE GEHT – DIE KOMPONENTEN DER KONTINENZ

Die Kontinenz, also die Fähigkeit, Luft und Stuhl zurückzuhalten, wird durch ein komplexes Zusammenspiel verschiedener Strukturen gewährleistet. Die augenscheinlichste Komponente der Kontinenz ist der Schließmuskel mit seinem inneren und äußeren Anteil. Der innere Schließmuskel ist dabei durchgehend angespannt und lässt sich auch nicht aktiv ansteuern. Der äußere Schließmuskel besteht aus Muskelfasern, wie sie auch in anderen Muskeln des Bewegungsapparats vorkommen, und lässt sich damit aktiv anspannen. Wenn wir folglich den Schließmuskel zusammenkneifen, geschieht dies über den äußeren Anteil.[8] Die nächste Komponente, die uns das Zurückhalten des

Stuhls ermöglicht, ist die Beckenbodenmuskulatur. Diese umschließt den Mastdarm trichterförmig, wobei sich der bereits erwähnte *Musculus puborectalis* wie eine u-förmige Schlaufe um den unteren Teil des Mastdarms legt und im angespannten Zustand einen steilen Winkel zwischen Mastdarm und Analkanal herstellt. Damit wird der Übertritt von Stuhl nach außen erschwert. Die Steuerung der Feinkontinenz, also im Prinzip die Abdichtung des Mastdarms für Flüssiges und Luft, ist die Aufgabe der Hämorrhoiden. Diese weiten Blutgefäße sind in Ruhe mit Blut gefüllt und sorgen so im gesunden Zustand für einen sicheren Abschluss des Rektums, in dem sich die Hämorrhoiden wie ein Polster in den oberen Analkanal legen. Hämorrhoiden sind daher eigentlich Helden. Als letzte anatomische Komponente der Kontinenzleistung spielt das Fassungsvermögen des Mastdarms eine Rolle.[9] Dieser ist vor allem im oberen Teil dehnbar, womit durch eine Steigerung der Aufnahmekapazität der Druck auf den After reduziert werden kann. Entscheidend für die Frage, ob und wie lange Darminhalt zurückgehalten werden kann, ist zuletzt auch dessen Konsistenz. Jede Person, die sich schon einmal eine Magen-Darm-Grippe zugezogen hat, kann bestätigen, dass bei Durchfall meist eine gewisse Dringlichkeit vorliegt und die nächste Toilette nicht zu weit entfernt sein sollte. Diese Tatsache ist vor allem relevant, wenn eine oder mehrere der eben aufgeführten Strukturen eingeschränkt oder geschädigt sind, zum Beispiel durch Geburtsverletzungen, Operationen oder das Alter. In diesem Fall lässt sich die Kontinenzleistung mittels Einnahme von natürlichen Präparaten, die den Stuhl fester machen, deutlich verbessern. Dadurch, dass das Halten von Stuhl durch verschiedene Mechanismen funktioniert, können die jeweils anderen Systeme den Ausfall einer Komponente meist ausgleichen.

DIE KOMPONENTEN DER KONTINENZ

- Schließmuskel
- Beckenbodenmuskulatur
- Hämorrhoiden
- Fassungsvermögen des Mastdarms
- Konsistenz des Darminhalts (als nicht-anatomische Komponente)

WIE WIR MERKEN, DASS SICH EIN TOILETTENGANG ANBAHNT

Wenn sich das *Sigma* (der vorletzte Darmabschnitt) und das obere Rektum (der letzte Darmabschnitt) durch die regelmäßig stattfindenden Kontraktionswellen des Dickdarms mit Stuhl gefüllt haben, wird der Darminhalt in den mittleren und unteren Mastdarm transportiert. Der Auslöser einer *Defäkation* (medizinisch für Stuhlgang) wird nun über Dehnungsrezeptoren im Mastdarm in die Wege geleitet. Durch ein Erschlaffen der *Puborectalis*-Schlinge und eine Streckung des sonst bogenförmig im Kreuzbein liegenden Rektums kommt es dazu, dass der Winkel zwischen Rektum und Analkanal flacher wird.[10] Gleichzeitig entleert sich das Blut aus den Hämorrhoiden. Es kommt nun zu einer sogenannten Probedefäkation, bei welcher der Darminhalt mit der Schleimhaut im oberen Teil des Analkanals *(Anoderm)* in Kontakt kommt.[11] Hier trägt die ausgeprägte Versorgung mit Nerven dazu bei, die Konsistenz des Stuhlgangs festzustellen (fest oder flüssig beziehungsweise Luft). Nun kann entschieden werden, ob der Stuhl (oder die Luft) entleert werden oder ob dies zu einem späteren Zeitpunkt geschehen soll. Im ersten Fall bleiben die muskulären Strukturen des Kontinenzapparats erschlafft. Mit oder ohne Unterstützung durch eine kurzfristige Erhöhung des Drucks im Bauchraum durch Pressen tritt der Darminhalt nun ins Freie. Soll der Stuhlgang zurückgehalten werden, wird der äußere Schließmuskel aktiv angespannt. Gleichzeitig füllen sich die Hämorrhoidenpolster wieder mit Blut und die *Puborectalis*-Schlinge wird durch Muskelanspannung zugezogen. Teilweise kann der Darminhalt auch retrograd, also von After in Richtung weiter innenliegender Darmabschnitte, transportiert werden.[12] Der restliche Dickdarm ist nicht zu diesem Manöver in der Lage.

Eine besondere Vernetzung besteht dabei zwischen dem Magen *(Gaster)* und dem Dickdarm *(Colon)* durch den sogenannten *gastrokolischen Reflex.* Etwa 15 Minuten nach der Nahrungsaufnahme in den Magen erfolgt, vermutlich über Dehnungsrezeptoren und Hormone vermittelt, der Weitertransport des Stuhls vor allem im vorletzten *(Sigma)* und letzten Abschnitt des Darms *(Rektum)*. Recht unmittelbar nach der Nahrungsaufnahme wird dann Stuhldrang wahrgenommen. Hierdurch wird sozusagen Platz geschaffen für neue Aufgaben. Sehr zuverlässig ausgeprägt ist dieser Reflex vor allem bei kleineren Kindern.

WAS IST DENN NUN »NORMAL«?

Aus persönlicher Erfahrung kann ich bestätigen, dass es zumindest unter (jungen) Männern hin und wieder zu Gesprächen über das kommt, was auf der Toilette so passiert. Manch einer berichtet unmittelbar nach der Sitzung auf dem Thron mit stolzgeschwellter Brust davon, was er auf dem stillen Örtchen zustande gebracht hat. Hierbei ist zumindest in Kleingruppen der Abgleich mit dem möglich, was bei einem selbst auf der Toilette so passiert. Doch nicht jede*r möchte so offen über die eigenen Ausscheidungen sprechen. Deshalb sehen wir uns im Folgenden an, was denn von medizinischer Seite so als normaler Stuhlgang betrachtet wird.

KONSISTENZ UND HÄUFIGKEIT

Die Erscheinungsform des Stuhls sowie die Häufigkeit der Entleerung ist stark vom individuellen Lebensstil, wie zum Beispiel der Ernährung oder der täglichen Trinkmenge, aber auch von Bewegung, Stress und der Genetik sowie der spezifischen Darmflora abhängig. Als »normal« wird ein großes Geschäft zwischen dreimal täglich und dreimal pro Woche angesehen. Das bedeutet nicht, dass Personen, die lediglich alle vier Tage oder aber viermal täglich Stuhlgang haben, automatisch krank sind. Auch Abweichungen von der »Dreierregel« können normal sein, wenn sonst keine Beschwerden vorliegen. Die Festigkeit oder eben Nicht-Festigkeit des Stuhls hängt ebenfalls von den oben genannten Faktoren ab. Um keine Missverständnisse zwischen ärztlichen Fachpersonen und Patient*in aufkommen zu lassen, hat sich die Anwendung der Bristol-Stuhlformen-Skala bewährt.[13] Dadurch wird auch das Beschreiben der Ausscheidungen mit eigenen Worten überflüssig, was manch einem*einer Patient*in unangenehm sein kann. Auf der Skala sieht man auch, dass vor allem die Konsistenz entscheidend ist, in wie vielen Portionen sich der Stuhl entleert.

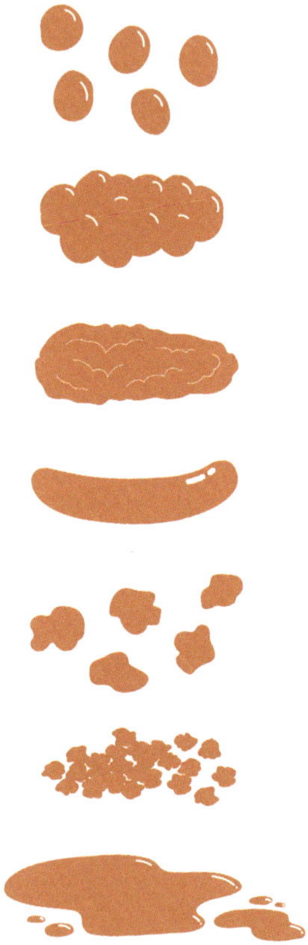

Typ 1: feste, harte Kügelchen (starkes Pressen erforderlich)

Typ 2: klumpige Wurst

Typ 3: Wurst mit Rissen an der Oberfläche

Typ 4: wie eine Wurst oder Schlange; weich mit glatter Oberfläche

Typ 5: einzelne, weiche Kleckse (leicht auszuscheiden)

Typ 6: fluffige Stücke mit ausgefranstem Rand; matschiger Stuhl

Typ 7: wässrig, keine festen Anteile; vollständig flüssig

Bristol-Stuhlformen-Skala

FARBE

Die Farbe des Stuhls ist üblicherweise hell- bis dunkelbraun. Neben der Ernährung können unterschiedliche, teils krankhafte, Veränderungen im Körper zu Änderungen der Farbe, wie zu Gelb, Grün, Schwarz oder Rot hin, führen. Genauso können Medikamente Einfluss nehmen auf das Farbspektrum der Exkremente. Die braune Farbe des Stuhls kommt daher, dass die Abbauprodukte des roten Blutfarbstoffes *(Hämoglobin)* über den Stuhl ausgeschieden werden.[14] Im Rahmen der regelmäßigen Erneuerung des roten Blutfarbstoffs entsteht aus dessen roter Farbe zunächst das grüne Abbauprodukt des roten Blutfarbstoffes, das sogenannte *Biliverdin*, welches im nächsten Abbauschritt zum orangefarbenen oder gelben *Bilirubin* abgebaut wird. Dieses wird über einen verarbeitenden Zwischenschritt in der Leber wasserlöslich und anschließend über die Gallenwege in den Darm abgegeben.[15] Hier wird es weiter zum braunen Abbauprodukt des Blutfarbstoffes, dem *Sterkobilin* umgebaut, welches letztendlich für die charakteristische braune Farbe des Stuhls verantwortlich ist.[16] Um den eben beschriebenen Farbverlauf des Hämoglobin-Abbaus selbst beobachten zu können, ist übrigens kein Blick ins Innere des Körpers notwendig. Man kann diese Farbentwicklung auch bei der Heilung eines blauen Flecks *(Hämatom)* an der Körperoberfläche beobachten. *Sterkobilin* wird aber beispielsweise auch dafür verwendet, die Stuhlbelastung von Gewässern zu bestimmen.

DIE STUHLFARBE ALS DIAGNOSTISCHER HINWEIS

Sollte es nun beispielsweise zu einer Gelbfärbung des Stuhls kommen, kann das ein Hinweis auf eine Störung des Gallenflusses sein. Diese »Entfärbung« des Stuhls kann sogar bis zu einer weißen Farbe der Ausscheidungen führen. Eine unzureichende Weiterverarbeitung der Gallenflüssigkeit *(Biliverdin, Bilirubin)* oder ein Überschuss dieser Bestandteile im Darm, wie bei Mangelernährung, führt hingegen zu einer Grünfärbung des Stuhls. Oft ist eine grüne Farbe in der Toilettenschüssel aber einfach durch grüne Lebensmittel bedingt. Die Einnahme von Eisenpräparaten, zum Beispiel bei Eisenmangel und einer damit einhergehenden Blutarmut, kann ebenfalls zu einer grünen oder sogar schwarzen Färbung führen. Deshalb ist die Frage nach Medikamenten für Mediziner*innen essenziell, um sich hier bei der Diagnosefindung nicht in die Irre führen zu lassen. Eine schwarze Färbung bei sogenanntem Teerstuhl *(Meläna)* kann nämlich ein Hinweis auf eine Blutung im oberen Gastrointestinaltrakt, zum Beispiel im Magen, sein. Hier entsteht durch den Kontakt des Hämoglobins mit der Magensäure *Hämatin*, was die charakteristische Farbe des Teerstuhls verursacht. Leider entsteht durch *Hämatin* auch ein sehr charakteristischer, beißender Geruch, der eine Diagnose bereits beim Öffnen der Tür zum Untersuchungsraum ermöglicht. Zur Klärung der Frage, ob eine Dunkelfärbung durch Eiseneinnahme oder Blut verursacht wird, gibt es übrigens eine unkomplizierte diagnostische Möglichkeit. Beim Guajak-Test, besser bekannt auch unter dem Namen Haemoccult®-Test, wird etwas Stuhl auf ein Filterpapier-Kärtchen mit entsprechendem Reagenz gegeben, welches nach kurzer Zeit bei einem Farbumschlag von Weiß nach Blau das Vorliegen von kleinen Mengen Blut anzeigt, die mit dem bloßen Augen nicht gesehen werden können.[17] Der Test wird auch zur Darmkrebsvorsorge eingesetzt. Dies führt uns zur letzten häufigen Farbabweichung bei der Notdurft, der Rotfärbung. Auch hier muss die aufgenommene Nahrung bedacht werden, da diese zu einer Rotfärbung führen kann, zum Beispiel durch Rote Beete oder rote Paprika. Welche Lebensmittel zu welcher Stuhlfarbe führen, zeigt die folgende Tabelle.[18]

Stuhlfarbe	Lebensmittel
Grün	Brokkoli, Salat, Spinat, Grünkohl
Rot	Rote Beete, rote Paprika, Preiselbeeren, Rotwein
Gelb	Karotten, Kürbis, Eier, Milchprodukte
Dunkelbraun/ Schwarz	Rote Beete, Spinat, Heidelbeeren, dunkle Schokolade, Rotwein, Fleisch, Kohletabletten und Eisenpräparate

Verschiedene Lebensmittel können zu unterschiedlichen Farben des Stuhls führen

Allerdings ist auch die Beimengung von Blut im Stuhl, auf dem Toilettenpapier oder in der Schüssel ein häufiger Grund für die Vorstellung in einer proktologischen Sprechstunde. Häufig ist der Blutabgang über den After ein klassisches Symptom eines Hämorrhoidenleidens. Manchmal verbirgt sich aber auch eine entzündliche oder sogar bösartige Erkrankung hinter diesem Symptom. Daher sollte die ärztliche Vorstellung nicht allzu lange hinausgezögert werden. In Absprache mit dem Hausarzt oder der Hausärztin muss gegebenenfalls zusätzlich zur Mastdarmspiegelung (der letzten 16 Zentimeter) in einer proktologischen Sprechstunde eine komplette Dickdarmspiegelung durch Fachpersonal der Gastroenterologie erwogen werden.

Prinzipiell gibt es sehr viele verschiedene Möglichkeiten einer Abweichung vom Normalen oder Gewohnten. Eine Veränderung der Darmflora, zum Beispiel nach Einnahme eines Antibiotikums oder durch eine Besiedelung des Darms mit krankmachenden Bakterien, kann genauso zu einem Umschlag des Stuhlgangs in fast alle Farben des Regenbogens führen. Auch bei bestimmten Infektionen des Darms *(Clostridium difficile)* erlaubt bereits der Geruch des Kots eine fast sichere Diagnosestellung (die dann natürlich aber noch durch eine Laboruntersuchung ergänzt wird).

FORM UND GEWICHT

Explizite Fragen nach den Details zu den Ausscheidungen mögen für manche Personen unangenehm sein, bieten aber für Mediziner*innen wichtige diagnostische Informationen, weshalb auch dieser Bereich im Rahmen der Erhebung der Krankengeschichte möglichst genau beleuchtet werden sollte. Ein Vergleich zu den Ausscheidungen von Tieren erleichtert hier häufig die Beschreibung. Die meisten Leute können sich unter Kuhfladen oder Hasenkötteln etwas vorstellen. Es ist übrigens nicht notwendig, dass du deine Ausscheidungen in einem Einmachglas mit in die Sprechstunde bringst. Das hat es nämlich auch schon gegeben.

Das Gewicht des täglich ausgeschiedenen Stuhls beträgt durchschnittlich etwa 200 Gramm.[19] Dabei bestehen 20 bis 50 Prozent der Masse aus teilweise abgestorbener Darmflora. Auch beim Stuhlgewicht hängt die Varianz von der aufgenommen Nahrungsmenge und -zusammensetzung ab. Vegetarier haben beispielsweise aufgrund des in der Regel höheren Ballaststoffanteils in ihrer Ernährung auch ein höheres Stuhlgewicht. Erhebungen von Stuhlgewicht im Rahmen von Studien zeigten, dass dieses beispielsweise bei Personen aus traditionellen afrikanischen Gemeinschaften bei täglich 490 Gramm lag. Im Gegensatz dazu brachte es eine Vergleichspopulation mit westlicher Ernährung nur auf 115 Gramm täglich.[20] Es gibt hierbei keine Bestmarke aufzustellen und du brauchst deinen Stuhl auch nicht wiegen. Falls du es ganz genau wissen, aber keine riesige Sauerei in deinem Bad anrichten willst, ist es vermutlich einfacher, nicht den Stuhl, sondern dich selbst vor und nach dem Gang zur Toilette zu wiegen. Grob gesagt ist ein tendenziell höheres Stuhlgewicht besser, weil es meist einen höheren Ballaststoffanteil in der Nahrung widerspiegelt. Warum die Ballaststoffe für unterschiedliche Aspekte der Darmgesundheit wichtig sind, erfährst du auf den nächsten Seiten.

SO WIRD'S GEMACHT – WIE DAS GROSSE GESCHÄFT REIBUNGSLOS GELINGT

In Zeiten des Smartphones bietet der Gang zum stillen Örtchen für manche Menschen eine verführerische Auszeit. Dadurch entsteht allerdings auch die Gefahr von zu ausführlichen Sitzungen. Vielleicht kennst du im persönlichen Umfeld auch jemanden, der sich eine Zeitschrift oder gleich etwas Arbeit zur Beschäftigung mit auf die Toilette nimmt. Doch die willkommene Erleichterung bringt auch eine dunkle Seite mit sich. Das unnötig lange Sitzen auf dem Klo begünstigt die Entstehung von krankhaft vergrößerten Hämorrhoiden. Das Blut aus den Hämorrhoidengefäßen wird daran gehindert, abzufließen. Dadurch füllen sich diese mit mehr und mehr Blut, und das Bindegewebe, in das die Blutgefäße eingebettet sind, leiert im Laufe der Zeit aus. Der Gang zur Toilette sollte daher nur bei ernsthaftem Stuhldrang erfolgen und nicht – so verlockend es auch sein mag –, um sich auf den neuesten Stand des aktuellen Nachrichtengeschehens zu bringen oder sich am aktuellen Shitstorm (Achtung: Wortspiel!) auf Twitter zu beteiligen.

Verglichen mit dem prophylaktischen Charakter des Zähneputzens bei der Zahngesundheit, kann man auch in Bezug auf die Darmtätigkeit im täglichen Leben einige Dinge berücksichtigen, die dazu beitragen, das große Geschäft problemlos gelingen zu lassen. Dadurch kann Folgeproblematiken aktiv entgegengewirkt werden. Diese Anpassungen sind nicht weltbewegend schwierig und du kannst diese ganz einfach ohne großen Aufwand in deinen Alltag integrieren.

ERNÄHRUNG

Der wichtigste Faktor im Bereich des Lebensstils ist die Ernährung. Ich weiß, das hörst du nicht zum ersten Mal. Aber ich bin nicht deine Mutter, sondern ein echter Arzt. Mit Kittel und so. Und ich muss dir sagen: Sie hat recht. Die Ernährung sollte abwechslungsreich sein und einen gewissen Anteil an Ballaststoffen enthalten. Aber was bedeutet das genau? Reicht es, ein Salatblatt auf einen Burger zu legen?

Ballaststoffe

Ballaststoffe sind faserreiche unverdauliche Nahrungsbestandteile, zum Beispiel von Gemüse, die eine wichtige Rolle im Darm spielen. Zum einen dienen sie als Quellstoff und binden Wasser im Darminhalt, was dazu führt, dass dieser den Darm leichter passiert. Zum anderen fungieren die Ballaststoffe als Nahrung für die Gesamtheit der Bakterien im Darm (Mikrobiom), was ebenfalls zu einer Volumenzunahme des Stuhls führt und diesen geschmeidiger werden lässt.[21] Ein Mangel an Ballaststoffen in der Nahrungsaufnahme führt daher häufig zu einer Verstopfung *(Obstipation)*.[22] Die Deutsche Gesellschaft für Ernährung e.V. (DGE) empfiehlt mindestens 30 Gramm Ballaststoffe pro Tag. Durchschnittlich werden in Deutschland von Erwachsenen 20 Gramm pro Tag aufgenommen, was auch das Vorliegen von Verstopfungsbeschwerden bei 20 Prozent der deutschen Bevölkerung erklärt.

Die zehn goldenen Regeln der Deutschen Gesellschaft für Ernährung e.V. (DGE)

Ich weiß, du fragst dich nun, wie kommt man überhaupt auf mindestens 30 Gramm Ballaststoffe pro Tag? Am einfachsten folgt man den zehn Regeln der DGE zu vollwertigem Essen und Trinken. Als wichtige Maßnahme, die Ballaststoffzufuhr zu erhöhen, wird der Genuss von drei Portionen Gemüse und zwei Portionen Obst am Tag empfohlen (»Nimm 5«). Weiter wird geraten, Weißmehlprodukte durch Vollkornprodukte zu ersetzen, also greif statt der weißen Semmel ruhig mal zum Vollkornbrötchen.[23]

DIE ZEHN REGELN DER DEUTSCHEN GESELLSCHAFT FÜR ERNÄHRUNG E.V. (DGE) ZU VOLLWERTIGEM ESSEN UND TRINKEN

1. Lebensmittelvielfalt genießen: Nutze die Lebensmittelvielfalt und iss abwechslungsreich. Wähle überwiegend pflanzliche Lebensmittel.

2. Gemüse und Obst essen – »fünf am Tag«: Genieße mindestens drei Portionen Gemüse und zwei Portionen Obst am Tag. Zur bunten Auswahl gehören auch Hülsenfrüchte wie Linsen, Kichererbsen und Bohnen sowie (ungesalzene) Nüsse.

3. Vollkorn wählen: Bei Getreideprodukten wie Brot, Nudeln, Reis und Mehl ist die Vollkornvariante die beste Wahl für deine Gesundheit.

4. Mit tierischen Lebensmitteln die Auswahl ergänzen: Iss Milch und Milchprodukte wie Joghurt und Käse täglich, Fisch ein- bis zweimal pro Woche. Wenn du Fleisch isst, dann nicht mehr als 300 bis 600 Gramm pro Woche.

5. Gesundheitsfördernde Fette nutzen: Bevorzuge pflanzliche Öle wie Rapsöl und daraus hergestellte Streichfette. Vermeide versteckte Fette. Fett verbirgt sich oft »unsichtbar« in verarbeiteten Lebensmitteln wie Wurst, Gebäck, Süßwaren, Fast Food und Fertigprodukten.

6. Zucker und Salz einsparen: Mit Zucker gesüßte Lebensmittel und Getränke sind nicht empfehlenswert. Vermeide diese möglichst und setze Zucker sparsam ein. Spare Salz und reduziere den Anteil salzreicher Lebensmittel. Würze kreativ mit Kräutern und Gewürzen.

7. Am besten Wasser trinken: Trinke rund 1,5 Liter jeden Tag. Am besten Wasser oder andere kalorienfreie Getränke wie ungesüßten Tee. Zuckergesüßte und alkoholische Getränke sind nicht empfehlenswert.

8. Schonend zubereiten: Gare Lebensmittel so lange wie nötig und so kurz wie möglich, mit wenig Wasser und wenig Fett. Vermeide beim Braten, Grillen, Backen und Frittieren das Verbrennen von Lebensmitteln.

9. Achtsam essen und genießen: Gönne dir eine Pause für deine Mahlzeiten und lasse dir Zeit beim Essen.

10. Auf das Gewicht achten und in Bewegung bleiben: Vollwertige Ernährung und körperliche Aktivität gehören zusammen. Dabei ist nicht nur regelmäßiger Sport hilfreich, sondern auch ein aktiver Alltag, in dem du zum Beispiel öfter zu Fuß gehst oder Fahrrad fährst.

Indische Flohsamenschalen

Sollte es dir aus welchen Gründen auch immer nicht möglich sein, die Ballaststoffe über die Nahrung aufzunehmen, besteht die Möglichkeit, diese über die Einnahme von indischen Flohsamenschalen (*Plantago ovata*) zuzuführen.[24] Man bekommt sie heutzutage in jeder Drogerie. Bereits 1947 wurde im Rahmen einer Dissertation (der Erlangung des Doktortitels) des Apothekers Paul Peter Krahl festgehalten: »Ihr [der Samen] geringer Verbrauch als Arzneimittel ist wohl auf die mangelhafte Kenntnis ihrer Anwendungsmöglichkeiten in Ärzte- und Laienkreisen zurückzuführen.«[25] Eine Aussage, die man knapp 75 Jahre später uneingeschränkt bestätigen kann. Die Schalen des indischen Flohsamens fungieren als Quellmittel und geben dem Stuhl in Verbindung mit Wasser zum einen ein größeres Volumen. Zum anderen enthält die Schale schleimbildende Kohlenhydrate. Beides trägt zu einer leichteren Passage des Darminhalts bei. Das Besondere an diesem pflanzlichen Präparat ist, dass es nicht rein abführend wirkt, sondern einen zu festen Stuhl auflockert, aber auch einen zu flüssigen Stuhl fester macht und somit für eine optimale Stuhlkonsistenz sorgt.

Die Steigerung der Ballaststoffzufuhr führt aber nicht nur zu einer besseren Darmpassage. Als positiver Nebeneffekt wird das Risiko für Diabetes, Fettstoffwechselstörungen (»hohes Cholesterin«) und Herz-Kreislauf-Erkrankungen sowie für Darmkrebs reduziert.[26]

Einnahme von Flohsamen

- Die Samen selbst werden unverdaut wieder ausgeschieden, weshalb du beim Kauf darauf achten solltest, dass du dir wahlweise lediglich Flohsamenschalen oder geschrotete Flohsamen zulegst.
- Die Schalen immer mit mindestens 200 Millilitern Flüssigkeit einnehmen, damit sich die quellende Wirkung entfalten kann. Ob du eine Mixtur mit Wasser herstellst oder die Flohsamenschalen unter dein Müsli mischst, spielt keine Rolle, solange du gleichzeitig ausreichend Flüssigkeit aufnimmst.
- Wenn man die aufgenommene Ballaststoffmenge erhöht, egal ob mit oder ohne Flohsamenschalen, können Blähungen die Folge sein. Steigere die Menge daher nach und nach, damit sich der Darm an die neue Situation gewöhnen kann. Starte mit einem Esslöffel täglich. Die Wirkung sollte sich nach ein bis drei Tagen bemerkbar machen. Passe die Einnahme je nach Verträglichkeit und Stuhlqualität an.
- Solltest du dich schwer tun, die Flohsamenschalen zu dir zu nehmen, gibt es alternativ Präparate mit Geschmack. Lass dich in der Apotheke oder in der Drogerie beraten!

Fleisch in Maßen konsumieren – oder lieber gar nicht

Fleisch zum Beispiel enthält keinerlei Ballaststoffe. Ohnehin sollten davon nicht mehr als 300 bis 600 Gramm pro Woche konsumiert werden, nachdem die krebserregende Wirkung von verarbeiteten Fleischprodukten seit Längerem bekannt ist und ein übermäßiger Fleischkonsum auch zu einer Erhöhung der Blutfette führt.[27] Zudem wird das Risiko, an Dickdarmkrebs zu erkranken, durch übermäßigen Fleischkonsum erhöht.[28] Es empfiehlt sich daher, Fleisch bewusst und eher bei ausgewählten Gelegenheiten als täglich zu konsumieren.

Ausreichende Flüssigkeitszufuhr

Ein weiterer Faktor, der eine unkomplizierte Defäkation ohne starkes Pressen oft verhindert, ist eine zu geringe Trinkmenge. Eine ausreichende Zufuhr von Wasser gewährleistet ebenfalls eine reibungslose Passage durch den Darm. Denke dabei an eine Wasserrutsche mit und ohne Wässerung. Auf welcher Rutsche landest du schneller im Becken? Und auf welcher hast du weniger Schmerzen? Die DGE empfiehlt eine tägliche Trinkmenge kalorienfreier Flüssigkeit von 1,5 Litern. Du kannst zur Hilfestellung im Alltag einfach die Farbe deines Urins betrachten. Je dunkler der Urin, desto größer ist dein Flüssigkeitsdefizit. Im Umkehrschluss sollte eine Urinfarbe angestrebt werden, die fast klar oder durchsichtig ist.

BEWEGUNG

»Sitzen ist das neue Rauchen« heißt es seit einigen Jahren in den Medien. Gemeint ist damit, dass der sesshafte Lebensstil in unserer westlichen Welt und der damit einhergehende Bewegungsmangel weitreichende Konsequenzen auf unsere Gesundheit haben. Auch hierbei wird das Risiko für Herz-Kreislauf-Erkrankungen, Diabetes, erhöhten Blutdruck und manche Krebsarten erhöht. Aber ein Mangel an körperlicher Aktivität macht auch den Darm träge und kann zu Verstopfung führen (mehr Infos auf Seite 52). Zudem wird durch Inaktivität die Zeit verlängert, die der Speisebrei vom Mund zum After benötigt (Kolontransitzeit).[29] Eine allgemeine Empfehlung zur körperlichen Aktivität sieht mindestens fünfmal pro Woche 30 Minuten vor. Alternativ kann man sich auch an den von der Weltgesundheitsorganisation empfohlenen 10 000 Schritten pro Tag zur Prävention verschiedener Erkrankungen orientieren.[30] In jedem Fall bleibt festzuhalten: Je aktiver du bist, desto aktiver ist auch dein Darm.

HOW TO DO THE POO – WAS BEIM TOILETTEN-GANG ZU BEACHTEN IST

So viel zu den relevanten Lebensstilfaktoren, die dir den Gang zur Toilette erleichtern können. Aber was ist denn beim Vorgang selbst zu beachten? Dass lange Sitzungen die Ausbildung von krankhaft vergrößerten Hämorrhoiden begünstigen können, hast du schon gelernt. Starkes Pressen sollte vermieden werden, da dies ebenfalls zu krankhaften Veränderungen der Hämorrhoiden führen kann. Bei Beachtung der vorbeugenden Maßnahmen durch Ernährung sollte ohnehin kein Pressen notwendig sein. Solltest du dennoch das Gefühl haben, du hast Schwierigkeiten, den Stuhl loszuwerden, könnte eine Erhöhung der Beine während der Sitzung Abhilfe schaffen. Durch eine verstärkte Hockstellung wird der Winkel des Mastdarms zum After flacher,

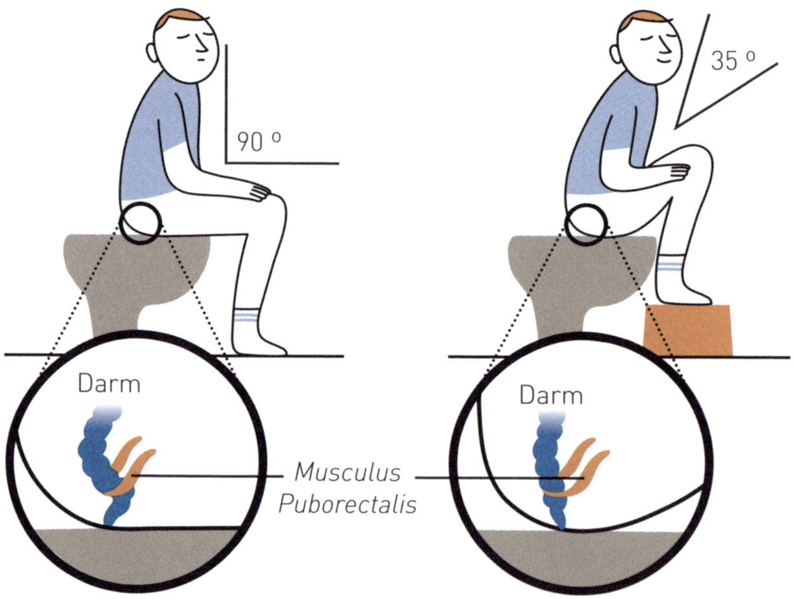

90°-Winkel: nicht empfohlen wegen erschwertem Stuhlgang

35°-Winkel: optimal für leichtere Stuhlentleerung

Ein Toilettenhocker erleichtert den Stuhlgang

da die *Puborectalis*-Schlinge dem Rektum etwas mehr Spiel lässt, was sich positiv auf die Stuhlentleerung auswirkt und weniger Pressen notwendig macht. Manche Betroffene profitieren sehr stark von dieser Maßnahme. Mittlerweile ist hier auch ein ganzer Markt von Toilettenhockern entstanden, die kommerziell vertrieben werden. Ein einfacher niedriger Schemel reicht in der Regel auch.

GLÜCKWUNSCH ZUM ERFOLGREICHEN STUHLGANG! WAS NUN?

Wie man zu Beginn der Coronapandemie gesehen hat, scheint Toilettenpapier unentbehrlich zu sein. Bei einer Stuhlkonsistenz im mittleren Bereich der Bristol-Stuhlformen-Skala (siehe Seite 24) bietet weißes Toilettenpapier eine Möglichkeit zur adäquaten Reinigung der Analregion. Farbiges Papier sollte gemieden werden, da Farbstoffe die Haut reizen. Am besten aber wird der Po mit lauwarmem Wasser unter Zuhilfenahme eines Duschkopfes oder eines Bidets gereinigt – das schonendste und gründlichste Verfahren zur Säuberung der sensiblen Region. Ein Bidet ist nicht zwingend erforderlich, denn mittlerweile sind mobile Po-Duschen kommerziell erhältlich. Diese sehen aus wie eine dickbauchige elektrische Zahnbürste und haben den Zweck, für optimale Reinheit nach dem großen Geschäft zu sorgen. Nach dem Ausduschen tupft man sich trocken, ohne zu stark zu reiben, oder man föhnt sich trocken. Feuchtes Toilettenpapier sollte vermieden werden. Zusätze von Duftstoffen sowie weiteren Inhaltsstoffen provozieren lokale Allergien, die mittelfristig die Entstehung eines Analekzems hervorrufen können, eine entzündliche Rötung der Haut um den After, verbunden mit Nässen, Brennen und Juckreiz.[31]

Wie du siehst, hast du eine zufriedenstellende Darmtätigkeit selbst in der Hand. Die Natur hat nicht vorgesehen, dass es durch den Stuhlgang zu Schmerzen oder unangenehmem Völlegefühl kommt. Achte deshalb darauf, was du in dieser Beziehung für dich tun kannst und überlege in Zukunft, zum Beispiel beim morgendlichen Zähneputzen, wie du deiner Darmtätigkeit an diesem Tag auf die Sprünge helfen kannst.

AFTER-AUA STATT AFTER HOUR –

Abweichungen vom Gesunden

3

Die Ursachen für Beschwerden am Po sind vielfältig. Manchmal entstehen proktologische Probleme durch schlechte Lebensgewohnheiten. Andere Erkrankungen sind unverschuldet und schicksalhaft. Schwierigkeiten mit dem Stuhlgang können häufig durch die Anpassung der Lebensgewohnheiten und stuhlregulierende pflanzliche Präparate beseitigt werden. Bei kleineren Eiteransammlungen (Abszessen) oder Gängen unter der Haut (Fisteln) sind leichte Eingriffe notwendig. Und kommt es zu bösartigen Veränderungen des Darms (Darmkrebs), sind auch größere Operationen oder sogar eine Chemotherapie notwendig. Um es nicht so weit kommen zu lassen, muss man sich vor allem mit der Darmkrebsvorsorge beschäftigen, da dieser Krebs zu den häufigsten Tumorarten zählt. Das folgende Kapitel erklärt die einzelnen Krankheitsbilder in der Entstehung und vor allem in Bezug auf die Behandlungsmöglichkeiten.

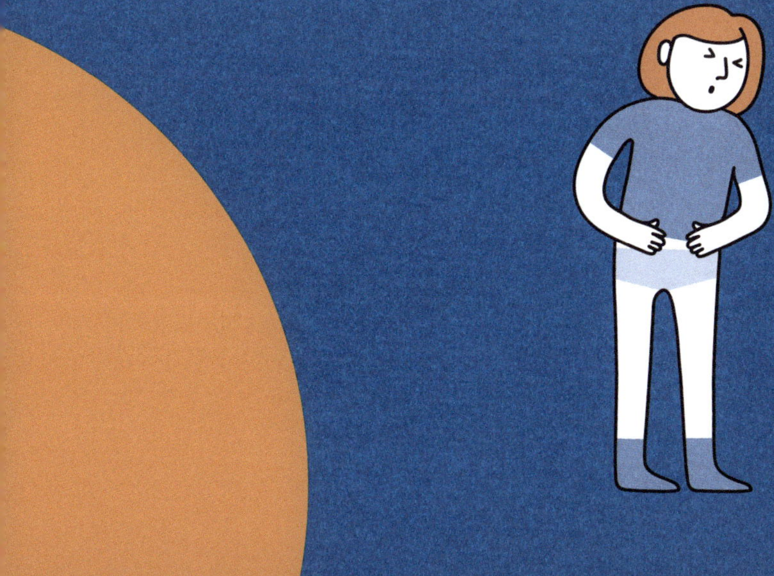

DER WEG (ZUM PROKTOLOGEN) IST DAS ZIEL

In einer chirurgischen Notaufnahme erkennt man Personen mit proktologischen Beschwerden beim Blick ins Wartezimmer häufig daran, dass sie trotz freier Sitzgelegenheiten nicht Platz nehmen. Das Gemeine an Symptomen in dieser Region ist, dass sie gerne akut, also sehr plötzlich, auftreten und sich mit einer gewissen Dynamik schnell verstärken. Bei einem längerfristigen Verlauf kommt es vor, dass ärztlicher Rat erst nach langer Zeit gesucht wird – wenn der Leidensdruck größer ist als die Scham.

SYMPTOME

Die Beschwerden, die jemanden dazu bringen, sich proktologisch vorzustellen, haben dabei eine große Bandbreite. Sie können schnell stärker werden, sodass eine unmittelbare ärztliche Vorstellung erforderlich ist. Es gibt aber auch chronische Beschwerden, die über Monate bestehen. Die meisten Beschwerden sind zwar unangenehm, aber oft wenig bedrohlich.

Blutung

Eines der häufigsten Symptome ist der Blutabgang über den After. Dabei kann es sein, dass sich Blut auf den Stuhl auflagert (oder gab es doch rote Paprika?). Es ist aber genauso möglich, dass sich das Toilettenpapier rot gefärbt hat oder dass es sogar zu einer tropfenden Blutung kommt. Für die Betroffenen ist dieses Symptom alarmierend. Beruhigend dabei ist aber, dass Blut in der Toilettenschüssel in der Regel nach deutlich mehr aussieht, als es letztendlich ist. Als Ursache kommen vor allem Hämorrhoiden, aber auch entzündliche oder sogar bösartige Erkrankungen infrage. Es gibt auch Krankheitserreger im Rahmen einer Magen-Darm-Grippe *(Gastroenteritis)*, die dazu führen, dass sich den Ausscheidungen Blut beimengt. Die unmittelbare Vorstellung in einer Notaufnahme ist glücklicherweise selten notwendig. Im Gegensatz dazu sollte diese geschehen, wenn die Blutung nicht aufhört oder Kreislaufbeschwerden bestehen. Bei einer notfallmäßigen Vorstellung werden dann zum einen die Kreislaufparameter (Blutdruck und Puls) erhoben, zum anderen lässt sich gegebenenfalls über eine Blutabnahme der Hämoglobinwert im Labor bestimmen, um auszuschließen, dass es sich um einen größeren Blutverlust handelt. Andernfalls genügt die Vorstellung bei einer Proktologin beziehungsweise einem Proktologen deines Vertrauens in den Folgetagen.

Juckreiz

Juckreiz in dieser sensiblen Region kann einen schier in den Wahnsinn treiben. Meist ist er die Folge einer Störung der Feinkontinenz, die bei vielen proktologischen Erkrankungen auftritt – oft auch bei Hämorrhoiden. Hier ist der Verschlussmechanismus des Afters eingeschränkt oder der Darminhalt zu flüssig, um ihn gut halten zu können. Dadurch treten kleinere Mengen stuhligen Sekretes aus dem Mastdarm nach außen. Nachdem dies unbemerkt passiert und dementsprechend keine unmittelbare Reinigung stattfindet, reizt das Sekret die Haut und führt so zu Missempfinden und Juckreiz. Hier werden zur Behandlung der Beschwerden die Einnahme stuhleindickender Präparate, zum Beispiel Flohsamenschalen, verwendet. Durch sie wird die Konsistenz des Darminhalts fester und so ein Durchtritt an die Oberfläche schwieriger. Neben dieser lindernden Maßnahme sollte natürlich die Ursache der Feinkontinenzstörung erkannt und behoben werden. Und was sich in anderen Bereichen des Körpers bewährt hat, gilt auch hier: Nicht kratzen, sondern waschen! Der anale Juckreiz *(Pruritus ani)* hat jedoch viele unterschiedliche Ursachen. Hauterkrankungen wie eine Schuppenflechte im Bereich des Afters oder aber auch Allergien oder Infektionen rufen ebenfalls dieses Symptom hervor.[32]

Schmerzen

Schmerzen sind ebenfalls ein gängiges Symptom in der Proktologie. Oft werden diese durch einen Einriss in der Analschleimhaut *(Fissur)* verursacht. Aber auch bakterielle Entzündungen mit Ansammlung von Eiter um den After *(Analabszess)* können einen den Schlaf kosten. Hier gewähren die Beschwerden meist kaum Aufschub bei der ärztlichen Vorstellung. Eine zeitnahe Behandlung ist dabei entscheidend für eine baldige Beschwerdefreiheit. Es gibt auch Krankheitsbilder, die mit Schmerzen am After verbunden sind, bei denen keine sichtbare Ursache ausgemacht werden kann *(Proctalgia fugax)*. Hier muss der Schritt einer Diagnosenstellung manchmal übergangen werden. Dann wird direkt die Therapie, also die Behandlung der Symptome durch Schmerzmittel, eingeleitet.

Vorwölbung am After

Viele Patienten oder Patientinnen klagen regelmäßig über eine mehr oder wenige schnell aufgetretene Vorwölbung am After. Ist diese akut innerhalb weniger Tage oder Stunden aufgetreten und von Schmerzen begleitet, handelt es sich vermutlich um ein Blutgerinnsel in einer Vene am äußeren After (Perianalvenenthrombose). Diese ist weit weniger schlimm als eine Thrombose im Bein und auch nicht lebensbedrohlich. Meist entsteht sie bei starkem Pressen während der Defäkation. Hierbei wird durch den Druck im Bauch der Rückfluss des Bluts zum Herzen verlangsamt, was die Entstehung dieses kleinen Blutgerinnsels möglich macht. Bei Frauen in der Schwangerschaft treten deshalb häufiger Analvenenthrombosen auf.[33] Unter abschwellenden und schmerzlindernden Medikamenten und Salben bilden sich die kleinen Gerinnsel nach wenigen Tagen zurück. Eine Abtragung durch eine kleine Operation ist nur selten notwendig. Als Folge kann ein kleines Hautläppchen am After zurückbleiben, eine sogenannte Mariske. Nicht bei allen Betroffenen geht der Mariske eine Analvenenthrombose voraus. Häufig entstehen diese Anhängsel als Folge von Heilung, zum Beispiel nach Geburtsverletzungen oder Operationen. Im Prinzip haben Marisken keinen Krankheitswert und sind nicht zwingend behandlungsbedürftig. Bei diesem Befund besteht aber gelegentlicher Beratungsbedarf in der Proktologie. Es kann auch vorkommen, dass Größe oder Form einer Mariske die Analhygiene derart beeinträchtigen, dass eine operative Abtragung, bei lokaler Betäubung, erfolgen sollte.

Beschwerden bei der Stuhlentleerung

Selbstverständlich wird man in der Proktologie auch wegen unterschiedlicher Probleme beim Stuhlgang aufgesucht. Zum einen kann es zu einer unbefriedigenden oder zu seltenen Entleerung kommen. Eine Erklärung hierfür findet sich meist im Lebensstil. Andererseits gibt es auch Entleerungsstörungen, zum Beispiel eine Entleerung in mehreren Sitzungen oder Stuhldrang ohne sinnvolle Erleichterung, sobald man auf dem Thron sitzt. Eine besondere Rolle nimmt das Symptom des Bleistiftstuhls ein. Dabei wird der Darmausgang so eingeengt, dass der Darminhalt als ganz dünne Wurst ans Tageslicht tritt, die an einen Bleistift erinnert. Liegt dieses Symptom vor, ist eine zeitnahe proktologische Vorstellung sinnvoll. Manchmal kann diese Einengung durch einen bösartigen Tumor des Mastdarms verursacht werden. Es kommen aber auch viele gutartige proktologische Erkrankungen oder antrainiertes Fehlverhalten als Erklärung für Entleerungsstörungen auf der Toilette infrage. Um der Ursache hier auf den Grund zu kommen, reicht manchmal eine zweiminütige Untersuchung. In komplizierteren Fällen können viele unterschiedliche Untersuchungen über einen Zeitraum von Wochen oder Monaten notwendig sein, um dem Problem auf den Grund zu kommen. Es mag sich seltsam anhören, aber in solchen Fällen macht es für Betroffene oft Sinn, ein sogenanntes Stuhltagebuch zu führen. Darin werden die Frequenz und Konsistenz der Entleerung über einen längeren Zeitraum genauso dokumentiert wie die Begleitumstände, Abweichungen von der üblichen Ernährung und auftretende Beschwerden und ob irgendwelche Maßnahmen zur Beeinflussung des Stuhls erfolgt sind – zum Beispiel abführende Maßnahmen oder Ausräumen mit dem Finger. Wird dieses spezielle Tagebuch über einen Zeitraum von Wochen geführt, lassen sich hier sowohl negative als auch positive Einflussfaktoren ablesen, denen man in Zukunft Beachtung schenkt.

Inkontinenz

Ein anderes Extrem ist der unbeabsichtigte Abgang von Luft oder Stuhl, die Inkontinenz. Leichtere Ausprägungen kommen häufig beim Hämorrhoidenleiden vor. Andere Ursachen sind beispielsweise Verletzungsfolgen nach Geburtsverletzungen oder Operationen am After. Genauso ist eine Bindegewebsschwäche und eine damit einhergehende Funktionseinschränkung des Beckenbodens eine mögliche Erklärung für eine Inkontinenz. Die Therapie richtet sich nach der Ursache. Begleitend sollte immer auch die Stuhlkonsistenz durch die Einnahme von Ballaststoffen, zum Beispiel in Form von indischen Flohsamenschalen, optimiert werden.

Die Psyche als Ursache proktologischer Beschwerden

Mit einer gewissen Regelmäßigkeit landen auch Personen in der proktologischen Sprechstunde, bei denen anatomisch und strukturell nichts Krankhaftes festzustellen ist. Es wird über Beschwerden berichtet, die gut zu verschiedenen proktologischen Erkrankungen passen, für die sich jedoch in der Untersuchung keine passende Entsprechung findet. Häufig haben die Betroffenen bereits einen ergebnislosen Diagnostik-Marathon hinter sich.

»Das Arschloch ist der Sitz der Seele!«, pflegte mein Chef und proktologischer Mentor mit einem Augenzwinkern zu sagen. Diese Aussage enthält einen wahren Kern. Bei manchen Menschen übertragen sich Beschwerden nichtkörperlichen Ursprungs häufig in den Darm. Dieses Phänomen ist bei Kindern hinreichend bekannt. Bei emotionalem Stress reagieren sie oft mit Bauchschmerzen oder Stuhlverhalt. Erwachsene können ebenfalls unter solchen psychosomatischen Beschwerden leiden, also Symptomen, die nicht hinreichend durch körperliche Veränderungen erklärbar sind, sondern durch die Psyche mit bedingt werden. Ärzte und Ärztinnen sollten natürlich erst jede Möglichkeit einer somatischen Erklärung der Beschwerden beleuchten, also einer Ursache der Symptome, die sich in der körperlichen Untersuchung oder anderen Untersuchungsverfahren reproduzieren lässt. Dieser Prozess gestaltet sich oft langwierig und ist zehrend für die ohnehin Leidgeplagten. Dennoch ist dieser Schritt wichtig, um eine passende Behandlung in die Wege zu leiten. Außerdem ist das Label psychosomatischer Beschwerden für die Betroffenen stigmatisierend. Im schlimmsten Fall führt das dazu, dass diese Menschen mit ihren Beschwerden nicht ernst genommen werden. Neben einer symptomlindernden Therapie der körperlichen Beschwerden profitieren die Betroffenen von einem multimodalen Therapiekonzept, also einer Behandlung, die sich aus Komponenten unterschiedlicher Disziplinen, unter anderem auch psychologischer Betreuung, zusammensetzt.[34]

Notaufnahme versus proktologische Praxis

Dass du bei einer Vorstellung in der Notaufnahme, vor allem nachts oder am Wochenende, direkt proktologisches Fachpersonal antriffst, ist relativ unwahrscheinlich. Die Untersuchung wird sich daher auf die rudimentären Bestandteile der Untersuchung, nämlich die Betrachtung (Inspektion) und das Abtasten (*Palpation*, im Volksmund auch »große Hafenrundfahrt« genannt) beschränken. Sollten deine Beschwerden dies zulassen, ist eine Vorstellung bei einem niedergelassenen Proktologen oder einer niedergelassenen Proktologin in den Folgetagen nach Auftreten der Beschwerden zielführender. Hier erfolgt dann eine Beurteilung des Problems durch eine Fachkraft. Zudem besteht die Möglichkeit einer Spiegelung des Mastdarms (Rektoskopie), sollte sich die Quelle der Symptome nicht direkt am After, sondern tiefer im Inneren befinden.

DIE PROKTOLOGISCHE UNTERSUCHUNG

Wird jemand von Beschwerden am Po geplagt, werden diese meist nicht dadurch besser, dass man zu lange wartet, bis man ärztliche Hilfe aufsucht. Es gibt sicher angenehmere Vorstellungen als eine proktologische Untersuchung, aber auch keinen Grund, sich davor zu fürchten. Damit du siehst, wie harmlos eine Vorstellung sein kann, betrachten wir im Folgenden den typischen Ablauf einer proktologischen Untersuchung.

Anamnese – die Erhebung der Krankengeschichte

Um ein erstes Erfassen der Beschwerden zu strukturieren, haben sich Fragebogen bewährt. Hier werden die meisten potenziellen Symptome beleuchtet. Außerdem ist der schriftliche Weg beim Erstkontakt für Patienten und Patientinnen häufig eine kleinere Hürde in Bezug auf eine mögliche Scham. Nachdem die Symptome häufig unspezifisch sind beziehungsweise bei unterschiedlichen Erkrankungen auftreten können, sollte die Krankengeschichte anschließend durch proktologisches Fachpersonal durch explizites Nachfragen noch mal genau beleuchtet werden. Das mag für die befragte Person unangenehm erscheinen, ist aber für die Diagnosestellung wichtig. Genauso müssen natürlich relevante medizinische Daten aus der Vergangenheit wie Voroperationen an Bauch oder After, allgemeine Erkrankungen und die eventuelle Einnahme von Medikamenten erfasst werden, da diese ebenso relevant bei der Bewertung der proktologischen Erkrankung sind.

Die körperliche Untersuchung

Nun geht es ans Eingemachte, denn hier gilt, was sich auch in anderen Fachrichtungen bewährt hat: Keine Diagnose durch die Hose! Die weitere Untersuchung erfordert unten herum eine Entkleidung. In meiner Abteilung, wie auch in vielen Praxen, bekommen Patienten und Patientinnen eine kurze Hose mit einer kleinen Öffnung im Bereich des Afters, mit der sie auf dem Untersuchungsstuhl Platz nehmen. Die Untersuchung ist je nach Gegebenheiten des Untersuchungsraumes und Präferenz der untersuchenden Person sowohl im Liegen in Seitenlage, in Knie-Ellenbogen-Lage oder in der sogenannten Steinschnittlage wie beim Gynäkologen möglich.

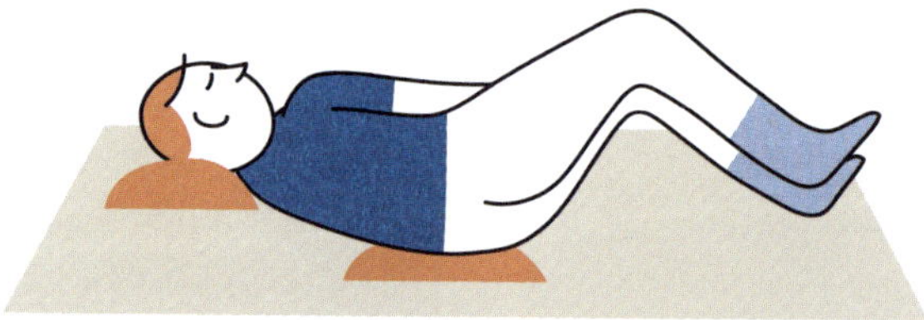

Linksseitenlage

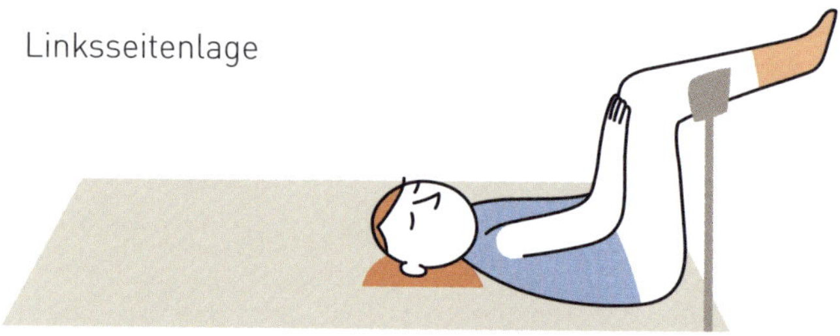

Steinschnittlage

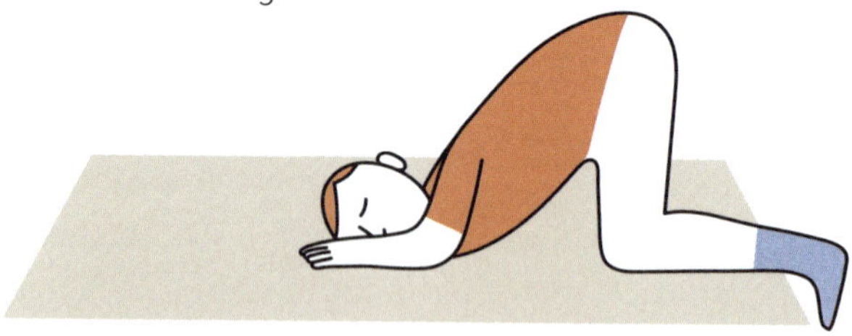

Knie-Ellenbogen-Lage

Mögliche Untersuchungspositionen

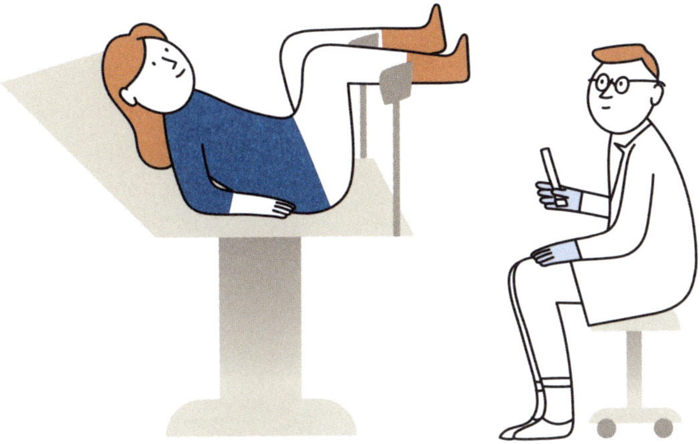

Die klassische Untersuchungssituation

Die Steinschnittlage, oder kurz SSL, wird einem auch häufig unter der begleitenden Angabe einer »Uhrzeit« auf proktologischen Befundberichten begegnen. Es handelt sich hier nicht um eine tatsächliche Zeitangabe, sondern um eine Ortsbezeichnung am After, die der Uhrzeit auf einem analogen Zifferblatt entspricht. »12 Uhr« bedeutet: zum Genital oder Damm *(Perineum)* hin, »6 Uhr«: zum Steißbein hin. Diese Angabe ermöglicht eine Nachvollziehbarkeit von Befunden bei den verschiedenen an der Behandlung beteiligten Ärzte und Ärztinnen.

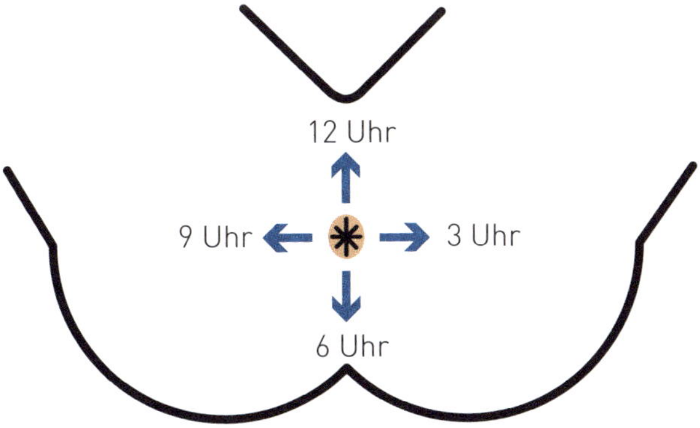

Die Ortsbezeichnung der Befunde in Steinschnittlage

In dieser Situation hat manche*r Patient*in das Bedürfnis, sich für die Zustände im Bereich des Afters zu entschuldigen oder zu rechtfertigen. Hierfür gibt es keinerlei Grund. Die Beschwerden oder krankhaften Veränderungen sind in den wenigsten Fällen selbstverschuldet und bedürfen, genauso wie eine Lungenentzündung oder ein gebrochener Arm, einer Behandlung.

Falls du also doch mal eine proktologische Sprechstunde aufsuchen musst, denk an folgendes Rechenbeispiel. Abzüglich von Urlaubs- und Feiertagen hat das Jahr rund 220 bis 230 Arbeitstage. Gehen wir mal der Einfachheit halber davon aus, dass man in einer proktologischen Praxis an einem vollen Arbeitstag 20 Patienten und Patientinnen sehen kann, in manchen Praxen wohl eher an die 40. Aber die Kollegen und Kolleginnen müssen sich ja neben den Untersuchungen auch noch um die Dokumentation sowie Abrechnung kümmern und operieren möglicherweise an manchen Tagen der Woche – daher diese konservative Schätzung. Das würde bedeuten, dass die untersuchende Person pro Jahr im Schnitt über 4000 Hinterteile sieht. Sollte sich jemand sein ganzes Berufsleben lang der Proktologie verschreiben, kommt er oder sie auf eine Zahl von circa 150 000 gesehenen Aftern. Was ich damit sagen will: Was auch immer du auf dem Untersuchungsstuhl präsentierst, wird mit extrem hoher Wahrscheinlichkeit keine Proktologin oder keinen Proktologen überraschen können. Es ist fast sicher, dass die untersuchende Person einen vergleichbaren oder zumindest sehr ähnlichen Anus schon mehrfach gesehen hat. Vergiss also deine Scham! Noch mal: **Vergiss. Deine. Scham.**

Es gibt übrigens auch Patienten und Patientinnen, die sehr wenig Berührungsängste haben und bei denen man sich manchmal etwas mehr Schamgefühl wünschen würde. Aber das andere Ende des Schamspektrums ist natürlich genau so wenig verwerflich und absolut in Ordnung.

Inspektion – die Betrachtung des Afters

Die Untersuchung beginnt mit der bloßen Betrachtung des Afters und der umgebenden Haut (Inspektion). Hierbei kann man den*die Patient*in bereits einmal »kneifen« lassen, um eine erste Einschätzung der Funktion von Schließmuskel und Beckenboden zu bekommen. Anschließend wird die untersuchte

Person aufgefordert, zu pressen. Hier soll überprüft werden, ob sich Anteile des Afters, der Hämorrhoiden oder des Mastdarms nach außen stülpen, wie dies bei manchen krankhaften Veränderungen während des Stuhlgangs passieren kann. Hier ist es regelmäßiger Bestandteil der Untersuchung, dass etwas Luft oder Stuhl entweicht. Es ist nichts Schlimmes dabei. Die Patienten und Patientinnen in unserer Sprechstunde bekommen vor der Untersuchung einen kleinen Einlauf, damit sich so wenig Stuhl wie möglich im Mastdarm befindet. Dennoch kommt es hin und wieder zu solch kleineren Missgeschicken. Das weiß die untersuchende Person. Es gehört sprichwörtlich zum Geschäft.

Palpation – das Abtasten des Afters, auch bekannt als »große Hafenrundfahrt«

Nach der Betrachtung erfolgt das Abtasten *(Palpation)*, zunächst der Haut um den After, damit eventuelle Verhärtungen oder schmerzhafte Stellen festgestellt werden können. Anschließend benetzt die Ärztin oder der Arzt den untersuchenden Finger – in der Regel von einem Handschuh bedeckt – sowie den After mit etwas Gleitgel und führt den Finger ein. Die meisten Untersucher*innen gehen hier behutsam mit viel Gefühl vor und achten auf das Feedback der zu untersuchenden Person. Dieser Vorgang mag unangenehm sein, sollte aber nicht zu Schmerzen führen. Dies gelingt dann gut, wenn beide Parteien aufeinander achten und sich während der Untersuchung absprechen. Nun wird erneut gekniffen, um die Kräftigkeit des Schließmuskels zu prüfen. Im Anschluss werden der After und das untere Rektum rundherum ausgetastet (große Hafenrundfahrt). Hier geht es darum, schmerzhafte Stellen oder Knoten zu ertasten, die aus der Schleimhaut entstanden sind. Dabei können der drei bis vier Zentimeter lange Analkanal sowie, je nach Konstitution des Fingers und der untersuchten Person, bis zu acht Zentimeter des unteren Mastdarms untersucht werden.

Proktoskopie und Rektoskopie

Abhängig von der Fragestellung wird mit einem Proktoskop (griechisch: *prōktós* = »After« und *skopeīn* = »betrachten«) ungefähr der Bereich angesehen, der auch mit dem Finger erreicht wird. Ergänzend oder wahlweise lässt sich der komplette Mastdarm (16 Zentimeter) mit einem Rektoskop untersuchen. Je nach Konfiguration und Füllzustand hat man manchmal nur bis zehn Zentimeter ab dem After, manchmal auch bis 20 Zentimeter freie Sicht. Die Untersuchungsinstrumente haben einen ähnlichen Durchmesser wie der Finger und sollten kein zusätzliches Unbehagen während der Untersuchung auslösen. Bei der Rektoskopie, also der Spiegelung des Mastdarms, muss über einen kleinen Blasebalg Luft in den Mastdarm gegeben werden, damit sich der Darm entfaltet und so eine Beurteilung der Schleimhaut ermöglicht. Manchmal löst das einen unangenehmen Druck aus, wie bei Blähungen. Die Luft wird jedoch zum Ende der Untersuchung wieder abgelassen. Man sollte sich vor Augen halten, dass eine Passage von Darminhalt mit dem doppelten Durchmesser eines Fingers in die andere Richtung, also von innen nach außen, doch auch schmerzfrei gelingt. Du brauchst vor der Untersuchung also keine Angst haben.

Viele Erkrankungen lassen sich bereits anhand einer ausführlichen Erhebung der Krankengeschichte und der soeben geschilderten Untersuchung diagnostizieren. In unklaren Fällen sind verschiedene weitere Untersuchungen möglich.

Endosonografie

Die gängigste Erweiterung der körperlichen Untersuchung ist die Endosonografie. Damit ist eine Ultraschalluntersuchung von innen gemeint. Hierbei hat der Schallkopf im Gegensatz zum Ultraschall an der Oberfläche eine stabförmige Konfiguration und wird in den After eingeführt. Hier können dann vor allem krankhafte Veränderungen unterhalb der Schleimhaut eingesehen werden, beispielsweise Eiteransammlungen in der Tiefe. Dieses Untersuchungsverfahren bringt keine wesentliche Belastung für die untersuchte Person mit sich und ist leicht verfügbar. Auf ähnliche Art und Weise wird die Prostata durch das Fachpersonal der Urologie untersucht.

Manometrie

Bei der Manometrie wird eine Sonde in den After eingeführt, mit welcher der Druck des Schließmuskels sowie im Mastdarm bestimmt wird. Für diese Untersuchung ist die Mitarbeit der untersuchten Person wichtig, um sinnvolle Ergebnisse zu bekommen. Es handelt sich eher um eine Untersuchung für spezielle Fragestellungen, nachdem sich die Druck- und Kräfteverhältnisse durch den erfahrenen Finger eigentlich sehr gut einschätzen lassen.

Röntgen

Bei den bildgebenden Verfahren gibt es darüber hinaus noch die Röntgenuntersuchung. Hier besteht die Möglichkeit der Bestimmung der sogenannten Kolontransitzeit. Dabei erfolgt die Einnahme von Kapseln in einer bestimmten Zahl und Form mit im Röntgen sichtbaren Markern an sechs aufeinanderfolgenden Tagen. Am siebten Tag erfolgt eine Röntgenaufnahme des Bauchs. Anhand der Verteilung im Magen-Darm-Trakt wird dann abgelesen, wie schnell die Marker transportiert werden und ob gegebenenfalls eine krankhafte Verzögerung der Passage vorliegt.

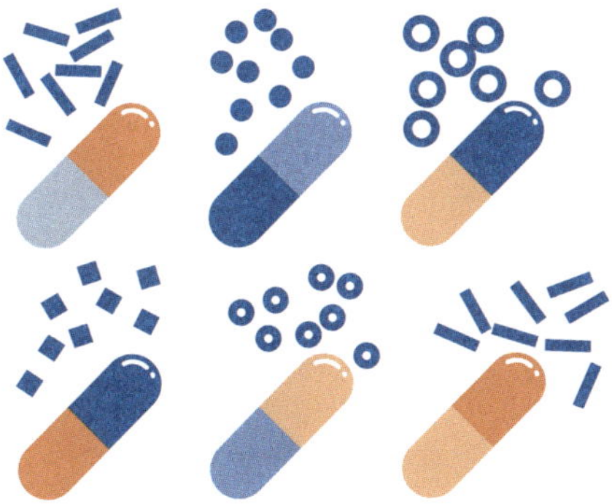

Durch die Einnahme röntgendichter Marker in verschiedenen Formen an unterschiedlichen Tagen kann die Passagezeit vom Mund bis zum After bestimmt werden

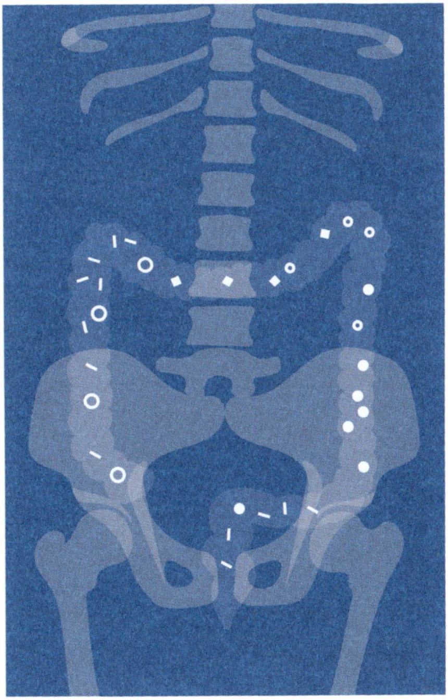

Kernspintomografie

Ein weiteres Verfahren zur bildlichen Darstellung ist die Kernspintomografie oder Magnetresonanztomografie (auch MRT genannt). Der Vorteil dieser Untersuchung ist eine sehr genaue Darstellung der anatomischen Strukturen und das Fehlen einer Strahlenbelastung im Vergleich zum Röntgen. Ein MRT des Beckens wird bei komplizierten Analfisteln (siehe Seite 75), Verbindungsgängen zwischen Haut und Anal- oder Rektumschleimhaut, benötigt. Weiter gibt es die Möglichkeit einer dynamischen MR-Defäkografie. Der Ausdruck hört sich vielleicht hochgestochen an, aber letztendlich geht es bei dieser Untersuchung lediglich darum, MR-Bilder herzustellen, während sich die untersuchte Person auf der Untersuchungsliege entleert. Wenn der Verdacht besteht, dass es im Rahmen des Stuhlgangs zu einem entleerungsbehindernden Ineinanderstülpen des Mastdarms kommt *(Rektozele)*, ist diese Untersuchung sehr hilfreich. Für die medizinisch-technischen Radiologieassistenten und -assistentinnen ist die Anforderung dieser Untersuchung meist weniger erfreulich, da das MRT-Gerät hiernach meist ausgiebig gesäubert werden muss.

Darmspiegelung

Die letzte Untersuchungsmöglichkeit ist die komplette Darmspiegelung. Diese wird in der Regel vom Fachpersonal der Gastroenterologie durchgeführt, wobei mittlerweile auch einige Proktologen und Proktologinnen mit chirurgischem Hintergrund zum Endoskop greifen. Für die Koloskopie ist die Vorbereitung des Darms, also dessen vollständige Entleerung, notwendig. Hierfür müssen am Tag vor der Untersuchung bis zu zwei Liter Abführlösung getrunken werden, um dann bei der Spiegelung selbst den Darm vollständig von innen betrachten zu können. Die Untersuchung kann im wachen Zustand, aber auch mit einem leichten Dämmerschlaf *(Sedierung)* durchgeführt werden. Es geht hier vor allem darum, Wucherungen der Schleimhaut, sogenannte *Polypen,* zu erkennen und gegebenenfalls zu entfernen, da sich diese bei weiterem Wachstum bösartig verändern können. Aber auch bei Fragen nach Blutungen und anderen Erkrankungen ist diese Untersuchung eine wichtige Ergänzung für die Proktologie. Nun ist der Weg zwischen dem Beginn der Beschwerden und der Diagnose hoffentlich etwas klarer geworden. Welche unterschiedlichen Erkrankungen es in der Proktologie gibt, erfährst du auf den nächsten Seiten.

Anmeldung

Kleiner Einlauf auf der Toilette durch Patient*in selbst

Fragebogen zu Symptomen und Vorerkrankungen

Gespräch zur Eingrenzung des Anliegens

Entkleidung unten herum und Anlegen der Untersuchungshose (mit der Aussparung hinten) in einer Umkleidekabine

Untersuchung auf dem Untersuchungsstuhl

Betrachtung (Inspektion)

Abtasten und Untersuchung mit dem Finger (Palpation)

Proktoskopie (letzte 6 bis 8 Zentimeter)*

Rektoskopie (letzte 16 Zentimeter, mit etwas Luft)*

Endosonografie*

Manometrie*

Wiederankleiden

Ärztliche Befundbesprechung, gegebenenfalls Therapieempfehlung oder Empfehlung zu weiteren Untersuchungen (komplette Darmspiegelung, Röntgen, MRT)

*Üblicher Ablauf einer proktologischen Vorstellung. Die mit * gekennzeichneten Punkte sind dabei optional, werden also nur bei bestimmten Fragestellungen durchgeführt.*

VERSTOPFUNG – DAS MASS IST VOLL

An Verstopfung *(Obstipation)* leiden zumindest vorübergehend mindestens 20 Prozent der Deutschen, wobei zwei Drittel der Betroffenen Frauen sind.[35] Allerdings holen die Männer ab einem Alter von 60 Jahren bei der Geschlechterverteilung auf.[36] Damit handelt es sich um eine echte Volkskrankheit! Dennoch scheint Verstopfung nicht nur eine Zivilisationserscheinung zu sein. Denn erste Beschreibungen reichen zurück bis ins 16. Jahrhundert vor Christus. Hier fand man auf einer ägyptischen Papyrusrolle Hinweise zur Theorie, dass bei einer zu langen Verweildauer des Darminhalts Giftstoffe in den Körper aufgenommen werden und damit weitere Krankheiten verursachen können.[37] Diese Vermutung lässt sich aus der modernen Schulmedizin nicht ableiten. Trotzdem besteht natürlich für die Betroffenen ein gewisser Leidensdruck durch die Verstopfung. Die unzureichende Entleerung führt zu einem unangenehmen Völlegefühl bis hin zu Schmerzen.

WANN SPRICHT MAN IN DER MEDIZIN VON VERSTOPFUNG?

Treten die Beschwerden für insgesamt drei Monate in den letzten sechs Monaten auf, spricht man aus medizinischer Sicht von Obstipation, wenn zwei der folgenden Kriterien vorliegen:

- Stuhlfrequenz geringer als dreimal pro Woche
- Pressen beim Stuhlgang in mehr als 25 Prozent der Fälle
- Gefühl der inkompletten Entleerung nach dem Stuhlgang in mehr als 25 Prozent der Fälle
- harter oder knollenartiger Stuhl in mehr als 25 Prozent der Fälle
- manuelle Manöver zur Erleichterung der Stuhlentleerung in mehr als 25 Prozent der Fälle[38]

Sind zwei der Kriterien erfüllt und ist damit eine Verstopfung diagnostiziert, sollte zunächst der Lebensstil beleuchtet werden. Falsche Ernährung mit Mangel an Ballaststoffen, eine unzureichende tägliche Trinkmenge sowie ein Bewegungsmangel sind Faktoren, deren Optimierung einer Obstipation entgegenwirken können. Nachdem aber viele verschiedene Erklärungen infrage kommen, sollte bei anhaltender oder wiederholter Verstopfung weitere Ursachenforschung betrieben werden. Plötzlich aufgetretener Stuhlverhalt kann, vor allem bei älteren Menschen, durch eine Entzündung oder einen bösartigen Tumor im Bereich des Darms verursacht werden. Chronische Formen können durch Nebenwirkungen von Medikamenten bedingt sein, aber auch zum Beispiel durch neurologische Erkrankungen.

Je nach begleitenden Beschwerden sollte eine weitere Abklärung durch einen Bauchultraschall oder eine komplette Darmspiegelung erfolgen.

DIE DAUER DER PASSAGEZEIT VON MUND BIS PO KANN SELBST BESTIMMT WERDEN

Bei Verdacht auf eine sogenannte *Slow Transit Obstipation*, also eine Verstopfung durch einen trägen Darm, spielt die Messung der Kolontransitzeit durch die Einnahme im Röntgen sichtbarer Marker über mehrere Tage und anschließender Röntgenaufnahme des Bauchs, eine wichtige Rolle. Eine normale Passagezeit der Nahrung bis in die Toilettenschüssel, oder eben auf dem Röntgenbild bis in den Mastdarm, sollte dabei bei Frauen unter 70 Stunden, bei Männern unter 60 Stunden betragen. Die durchschnittliche Dauer liegt bei 30 bis 40 Stunden. Du kannst diese Zeit auch einfach selbst bestimmen, indem du Lebensmittel mit Wiedererkennungswert zu dir nimmst. Schlecht verdauliche Nahrungsmittel wie Mais, Sonnenblumenkerne und Nahrungsmittel mit besonderer Farbe, zum Beispiel Rote Beete, bieten sich an.

DIE SCHWERE DER OBSTIPATION KANN GEMESSEN WERDEN

Eine detaillierte Einschätzung des Ausmaßes der Obstipation lässt sich mithilfe des *Cleveland Clinic Obstipation Score* erheben.[39]

Frequenz des Stuhlgangs	≤ 2-mal alle 1 bis 2 Tage	2-mal pro Woche	1-mal pro Woche	< 1-mal pro Woche	< 1-mal pro Monat
Haben Sie Schmerzen beim Stuhlgang?	nie	selten	manchmal	häufig	immer
Haben Sie ein Gefühl der unvollständigen Entleerung	nie	selten	manchmal	häufig	immer
Haben Sie Bauchschmerzen?	nie	selten	manchmal	häufig	immer
Wie viel Zeit brauchen Sie auf der Toilette?	< 5 Min.	5–10 Min.	10–20 Min.	20–30 Min.	> 30 Min.
Müssen Sie Ihre Stuhlentleerung unterstützen?	nie	Abführmittel	Klistier, Einlauf, o.Ä.		
Wie oft gehen Sie pro Tag ohne Erfolg auf die Toilette?	nie	< 3-mal	< 6-mal	< 9-mal	> 9-mal
Wie lange leiden Sie schon an chronischer Verstopfung?	nie	1–5 Jahre	< 10 Jahre	< 20 Jahre	> 20 Jahre

Auswertung: 1. Spalte: 0 Punkte, 2. Spalte: 1 Punkt, 3. Spalte: 2 Punkte, 4. Spalte: 3 Punkte, 5 Spalte: 4 Punkte. Je mehr Punkte in der Addition, desto schwerer die Obstipation

Die höchste Form einer Verstopfung kann in einen Darmverschluss *(Ileus)* münden, also dem kompletten Passagestopp. Hier kommen zu den herkömmlichen Beschwerden einer Verstopfung wie Bauchschmerzen und Stuhlverhalt noch Übelkeit und Erbrechen hinzu, schlimmstenfalls sogar das Erbrechen von Stuhl *(Miserere)*. Eine weitere Abklärung im nächsten Krankenhaus ist dann dringend notwendig.

DER VERSTOPFUNG ENTGEGENWIRKEN

Sollte sich im Rahmen der Abklärung keine direkt behandelbare Ursache des Stuhlverhalts finden, kommen neben Anpassung des Lebensstils als Therapie sogenannte *Laxanzien*, Abführmittel, infrage. Diese wirken in der Regel dadurch, dass sie Wasser im Darm binden oder sogar eine Ausschüttung von Flüssigkeit in den Darm anregen. Die Einnahme sollte aber erst nach einer Abklärung und entsprechender Beratung durch gastroenterologisches Fachpersonal erfolgen. Oft ist als erste Maßnahme auch ein Einlauf mittels sogenanntem Klistier sinnvoll. Dabei wird über ein kleines Röhrchen etwas Flüssigkeit mit abführender Wirkung in den Mastdarm gegeben. Nach längerer Verstopfung hat sich meist viel harter Stuhl im Rektum (»Kotsteine«) angesammelt. Um den Darm wieder gangbar zu machen, muss als Erstes durch Einläufe mit Wasser dieser Pfropfen gelöst werden. Reicht auch das nicht aus, muss der Kot von einer zweiten Person mit dem Finger ausgeräumt werden. Diese Prozedur ist für alle Beteiligten unschön, aber gelegentlich notwendig. Ein Lichtblick: Die Betroffenen fühlen sich im Anschluss meist wie befreit. Diese Maßnahme bringt eine schnelle Linderung bei schwerer Obstipation.

DER EINLAUF HAT SICH IM VERLAUF DER GESCHICHTE BEWÄHRT

Von dem positiven Effekt von Einläufen wussten offenbar bereits die alten Ägypter.[40] Hier erfolgte das Einbringen von Flüssigkeit in den Mastdarm über ein Blasrohr. 3000 vor Christus erhielt der Hofarzt Iry vom Pharao den Titel »Hüter des königlichen Darmausgangs«, nachdem man damals die Auffassung hatte, viele Leiden über den Darm heilen zu können. Die Einläufe wurden damals auch mit einem an der Spitze abgeschnittenen Rinderhorn durchgeführt.

Im 17. Jahrhundert erlebte der Einlauf einen regelrechten Hype. Er wurde nicht nur zur Erleichterung der Darmentleerung verwendet, sondern war auch fester Bestandteil einer täglichen gesundheitsfördernden Routine, um jung und gesund zu bleiben. Zwischenzeitlich war die Applikation von Einläufen bereits mithilfe von Tierdarm oder Leder möglich. Die Einläufe von Ludwig XIV. (1638–1715) wurden teilweise in Anwesenheit des Hofstaates durchgeführt. In gehobenen Kreisen waren die Klistierspitzen allerdings aus edlerem Material wie zum Beispiel Silber.[41] Heutzutage wird die Flüssigkeit nicht mehr mit dem Mund oder mittels Tierdarm in den Mastdarm eingebracht, sondern über einen kleinen Gummibalg oder bereits mit Flüssigkeit gefüllte kommerziell erhältliche sogenannte *Klysmen.*

Ein besonderes Kunststück ist 2018 dem damals 24-jährigen Lamarr Chambers gelungen. Der Brite hatte 47 Tage lang kein großes Geschäft verrichtet. Allerdings war der Stuhlverhalt nur indirekt durch den Lebensstil verursacht. Mr Chambers wurde am 17. Januar 2018 von der Polizei festgenommen und verdächtigt, Drogendealer zu sein. Es wurde vermutet, dass er bei der Verhaftung die Drogen geschluckt hat. Während der Untersuchungshaft wurde zur Beweissicherung unter strenger Beobachtung auf eine Darmentleerung gewartet.[42] Trotz Aufforderungen bei regelmäßigen richterlichen Anhörungen kam es nicht dazu. Am 7. März 2018 wurde die Anklage fallen gelassen. Der 24-Jährige wurde freigelassen und direkt ins Krankenhaus gebracht.[43]

Das kurzfristige Ausbleiben des Stuhlgangs kennen wir alle. In den meisten Fällen besteht kein Anlass zur Sorge. Änderungen des gewohnten Tagesablaufs, wie zum Beispiel auf Urlaubsreisen oder bei Stress, sind dann häufig die Ursache. Um eine dauerhafte Verstopfung zu vermeiden, ist ein bewusster Lebensstil wichtig (siehe Seite 29). Ein hartnäckiger Stuhlverhalt sollte nicht zu lange hingenommen werden, sondern in einer hausärztlichen oder gegebenenfalls gastroenterologischen Beratung abgeklärt werden.

HÄMORRHOIDEN – PUBLIC ENEMY NUMBER ONE

Etwa 70 Prozent der Bevölkerung werden irgendwann im Leben durch mehr oder weniger stark ausgeprägte Hämorrhoiden geplagt. Dass es sich aber keineswegs um eine Erscheinung der Neuzeit oder gar um eine Zivilisationskrankheit handelt, zeigt ein Blick in die Vergangenheit:

Beschäftigt man sich mit den Behandlungsverfahren des Hämorrhoidenleidens aus früheren Zeiten, lernt man die Vorzüge der modernen Medizin zu schätzen. Hippokrates von Kos empfahl 400 vor Christus wahlweise ein Veröden der analen Vorwölbung mit dem Brenneisen oder eine Therapie durch Ausreißen. Bei der zweiten Therapiemethode wurden die Schmerzensschreie der leidtragenden Person begrüßt, nachdem die Hämorrhoiden hierdurch weiter nach außen gepresst wurden und so für den »Operateur« gut zugänglich waren.[44] Diese martialischen Methoden hielten sich bis ins 19. Jahrhundert. Der Tübinger Professor Reinhold Köhler dokumentiert 1855 die Behandlung mit dem Brenneisen folgendermaßen:

> *»Sofort wird ein stabförmiges weißglühendes Eisen 3–4 Centimeter tief in den After eingeführt und liegen gelassen, bis es schwarz geworden; (…) Diese Art der Aezung wird zweimal wiederholt; zuletzt wird auch die Afterhaut, welche zur Bildung der Säcke beiträgt, zerstört, indem man auf den After ein kegelförmiges, an der Spitze abgestumpftes Brenneisen aufdrückt. Die Folgen der Operation sind heftige Schmerzen, Harnbeschwerden, Fieberbewegungen, manchmal sogar Delirien.«*[45]

Dass bereits 1847 die erste erfolgreiche Äthernarkose in Deutschland durchgeführt wurde, hatte sich wohl noch nicht ausreichend herumgesprochen. Noch im 20. Jahrhundert wurden fragwürdige Eingriffe zur Hämorrhoidentherapie eingesetzt. Die vom englischen Chirurgen Peter Lord 1968 beschriebene Behandlung sieht eine Dehnung des Afters, eine sogenannte Analdilatation, vor. Hierzu werden in Narkose vier Finger (!) beider Hände (!) in den After eingeführt.[46] In den sechs Monaten nach dem Eingriff sollte dann regelmäßig ein Analdehner *(Dilatator)* tief in den After eingeführt werden. Ziel dieser Maßnahme war die Dehnung oder Sprengung eines Bandes, was damals für die Entstehung der Hämorrhoiden verantwortlich gemacht wurde. Die Methode wird heute aufgrund hoher Inkontinenzraten nicht mehr angewendet.[47]

FUNKTION DER HÄMORRHOIDEN UND KRANKHAFTE VERÄNDERUNG

Warum haben die Hämorrhoiden seit jeher eine derartige Bedeutung für das leibliche Wohl? Sie leisten einen wichtigen Beitrag zur Feinabdichtung des Mastdarms. Wegen der variablen Ausdehnung des Gefäßgeflechtes bezeichnet man sie übrigens auch als Schwellkörper des Afters *(Corpus cavernosum recti)*. Hämorrhoiden sind bei jedem Menschen von Geburt an vorhanden. Erst bei Beschwerden spricht man von Hämorrhoidenleiden. Ein Großteil der Patienten oder Patientinnen stellt sich bei Problemen am After mit der Aussage »Ich habe Hämorrhoiden!« vor. Nur in einem Bruchteil der Fälle bestätigt sich auch das Hämorrhoidenleiden als Ursache der Beschwerden. Wenn Schmerzen als führendes Symptom angegeben werden, ist eigentlich vor der körperlichen Untersuchung schon klar, dass die Hämorrhoiden ver-

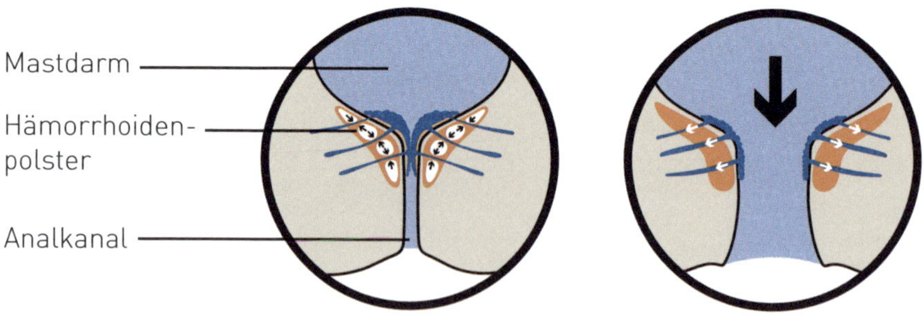

Die Hämorrhoidenpolster spielen durch ihren variablen Füllzustand eine wichtige Rolle für die Feinkontinenz, also die Abdichtung des Afters für Flüssiges

mutlich zu Unrecht beschuldigt werden. Klassische Symptome sind Blutung, eine Vorwölbung am After oder Juckreiz als Folge der Feinkontinenzstörung. Schmerzen bestehen eigentlich nur in Ausnahmefällen beziehungsweise bei sehr ausgeprägten Befunden.

Ein weiterer Grund für die Relevanz der krankhaft veränderten Hämorrhoiden stellt deren Häufigkeit dar. In Deutschland werden pro Jahr etwa 3,3 Millionen Menschen aufgrund eines Hämorrhoidenleidens behandelt. Erfreulicherweise müssen sich hiervon nur circa 50 000 Patienten und Patientinnen (1,5 Prozent) deshalb operieren lassen.[48] Alle anderen sind durch konservative Maßnahmen, Abbinden oder dem sogenannten Sklerosieren behandelbar.

Welche Methode dabei zur Anwendung kommt, richtet sich zum einen nach dem Schweregrad der Hämorrhoiden, zum anderen auch nach persönlicher Präferenz und Erfahrung der behandelnden Person.

Bei der Einteilung werden folgende vier Abstufungen unterschieden:

- **Hämorrhoiden Grad I:** nur über ein Proktoskop sichtbar; vergrößerter Hämorrhoidenplexus
- **Hämorrhoiden Grad II:** Vorwölbung während des Stuhlgangs; bilden sich von selbst zurück
- **Hämorrhoiden Grad III:** Vorwölbung während des Stuhlgangs; bilden sich nicht von selbst zurück und müssen mit dem Finger zurück in den After geschoben werden
- **Hämorrhoiden Grad IV:** permanente Vorwölbung; kein Zurückschieben mehr möglich

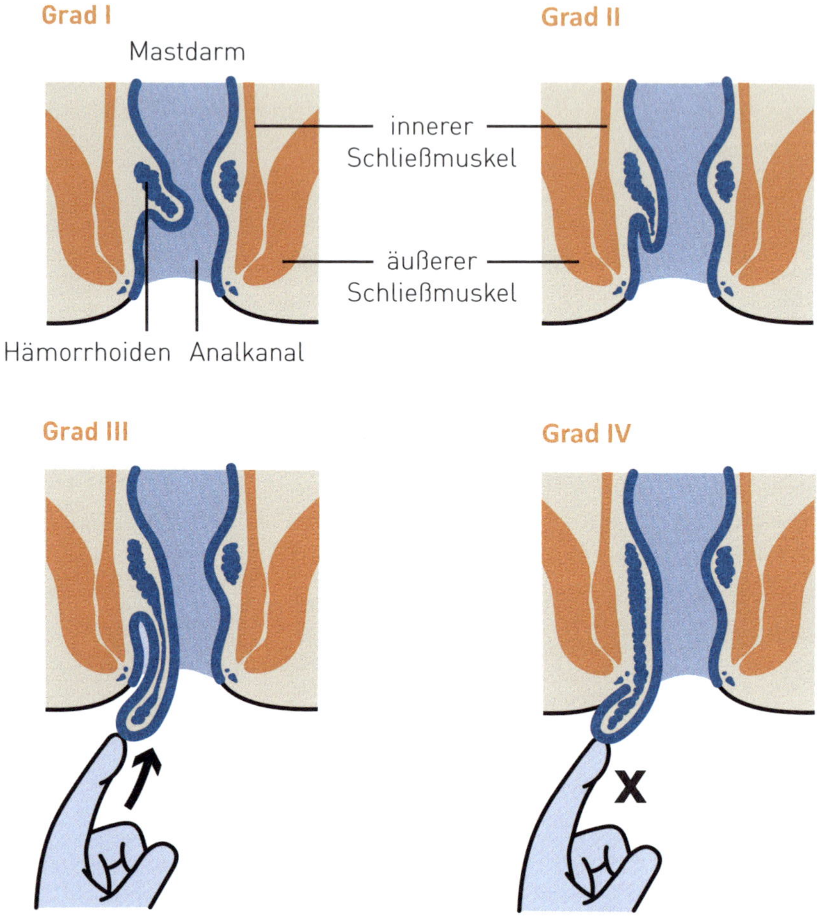

Hämorrhoiden Grad I bis IV

BASISMASSNAHMEN ZUR VORBEUGUNG UND BEHANDLUNG VON HÄMORRHOIDEN

Unabhängig von der Art der Therapie werden Patienten und Patientinnen mit einem Hämorrhoidenleiden einige Basismaßnahmen empfohlen. Die erste Maßnahme ist die Empfehlung zur ballaststoffreichen Ernährung, wahlweise durch Obst, Gemüse und Hülsenfrüchte oder durch die Einnahme von Flohsamenschalen.[49] Weniger flüssiger, fluffiger und voluminöser Stuhl lässt sich zum einen leichter halten, zum anderen aber auch leichter loswerden. Hierdurch wird ausgiebiges Pressen während der Defäkation vermieden. Folglich wird die mechanische Belastung auf das die Hämorrhoiden umgebende Bindegewebe reduziert. Neben starkem Pressen sollten auch zeitlich ausgedehnte Sitzungen vermieden werden. Im Rahmen von Studien konnte gezeigt werden, dass Betroffene unter Beachtung der Basismaßnahmen und einer Defäkationsdauer unter drei Minuten bei niedriggradigen Hämorrhoiden beschwerdefrei wurden und über weniger Blutungen zu berichten hatten. Betroffene mit höhergradigen Befunden konnten durch die Beachtung der Verhaltensinterventionen zur zeitlichen Begrenzung der Toilettensitzung zu einem großen Teil eine Operation umgehen.[50]

SALBEN

Salben zur lokalen Anwendung enthalten meist wahlweise Lokalanästhetika, also Mittel zur Betäubung der (Anal-)Haut oder sogenannte Antiphlogistika, Mittel zur Reduktion einer Entzündung sowie zum Abschwellen. Diese Mittel haben ihre Berechtigung bei der symptomlindernden Behandlung akuter Beschwerden. Sie bieten allerdings keine ursächliche Therapie, sodass durch sie lediglich eine Überbrückung bis zur eigentlichen Behandlung erzielt werden kann.

SKLEROSIERUNG

Eine gängige Maßnahme zur Hämorrhoidentherapie, die über die rein konservative Behandlung hinausgeht, ist die sogenannte Sklerosierung (von griechisch *sklērós*: hart).[51] Hierbei werden die Hämorrhoidenknoten mittels Proktoskop dargestellt. Anschließend wird über eine Spritze wahlweise im Bereich des erweiterten Gefäßpolsters direkt oder unmittelbar darüber, wo man die Blut zuführende Arterie vermutet, eine Sklerosierungslösung injiziert (in der Regel münden die Hämorrhoidalarterien bei 3, 7 und 11 Uhr in Steinschnittlage in die Gefäßpolster). Diese Lösung besteht aus Phenol-Mandelöl oder Polidocanol.

Durch sie wird eine Entzündung im Bereich der erweiterten Gefäßpolster ausgelöst. Im Rahmen der Heilung führt die Vernarbung zu einer Fixierung der Hämorrhoiden am Oberrand des Afters, wo sie hingehören. Das Elegante an dieser Methode ist, dass in dem Bereich, in dem die Spritze gesetzt wird, bereits keine Nerven für Sensibilität vorhanden sind. Bei richtiger Anwendung der Methode entstehen so keine Schmerzen. Die Behandlung wird je nach Erfolg gegebenenfalls in mehreren Sitzungen durchgeführt, kann aber aufgrund der niedrigen Komplikationsrate problemlos in einer Praxis ohne Notwendigkeit eines stationären Aufenthaltes durchgeführt werden. Das Verfahren kommt vor allem bei niedriggradigem Hämorrhoidenleiden, also Grad I und II, begleitet von Beschwerden, zum Einsatz. Mittelfristig bietet das Verfahren ein gewisses Rückfallrisiko. Etwa 80 Prozent der Behandelten haben nach vier Jahren erneute Beschwerden.[52]

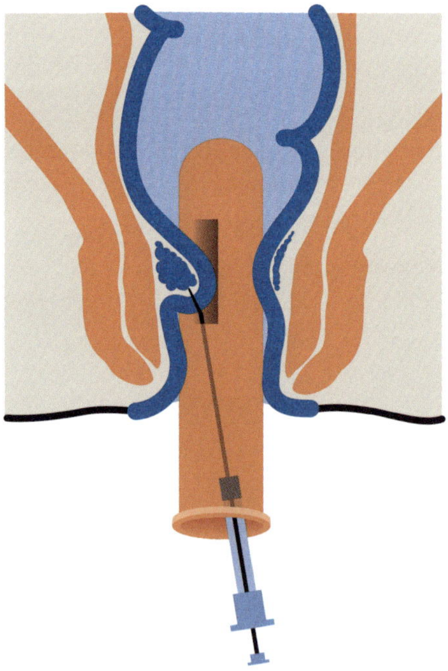

Durch ein Proktoskop mit Seitenfenster wird bei der Sklerosierung Flüssigkeit in die Hämorrhoiden gespritzt, die deren Vernarbung und Fixierung innen am After verursacht

GUMMIBANDLIGATUR

Das zweite gängige Verfahren, welches sich ohne Operation in einer Praxis durchführen lässt, ist die Gummibandligatur. Dieses kann bei Hämorrhoiden Grad I bis III angewendet werden. Hier wird die Hämorrhoide über das Proktoskop mit einer Zange gefasst oder mit Unterdruck angesaugt. Anschließend wird über das überschüssige Gewebe mithilfe eines speziellen Geräts ein Gummiband gestülpt und so abgebunden. Dies führt zu einem Absterben des abgeschnürten Gewebes, welches nach wenigen Tagen abfällt und seinen Weg in die Toilette findet. Die darauf folgende Narbenbildung hat wieder den Effekt einer Reposition und Fixierung der verbleibenden Hämorrhoidenanteile. Pro Therapiesitzung sollten nicht mehr als zwei Stellen versorgt wer-

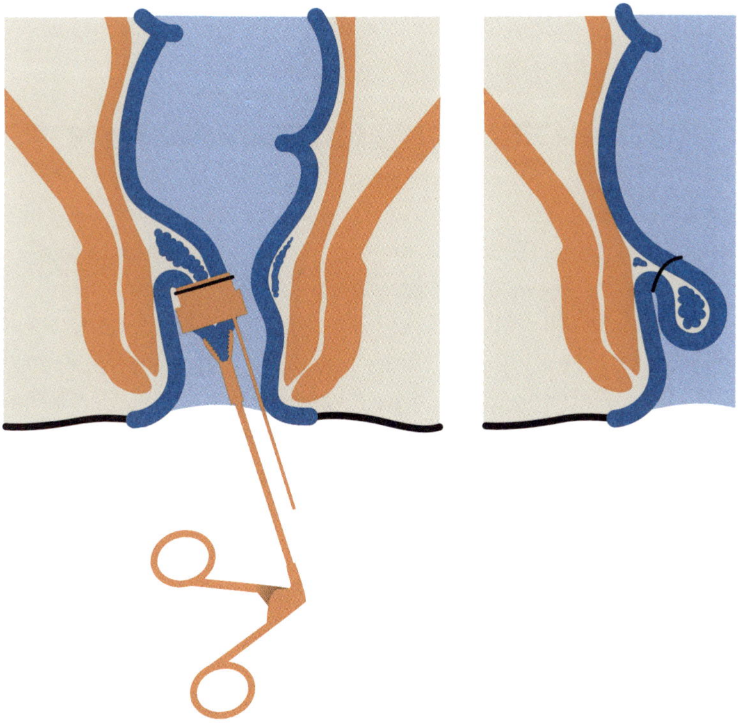

Über die Hämorrhoide stülpt man ein Gummiband, womit diese abgebunden wird

den, sodass auch hier mehrere Interventionen notwendig sein können. Im Gegensatz zur Sklerosierungstherapie sollte die Gummibandligatur nicht bei Personen durchgeführt werden, die durchgehend blutverdünnende Medikation einnehmen müssen, da das Blutungs- beziehungsweise Nachblutungsrisiko hier etwas höher ist. Dafür besteht ein deutlich geringeres Risiko für einen Rückfall nach einer Gummibandligatur im Vergleich zur Sklerosierungsbehandlung. Wenn man die Therapie mittels Gummiband mit der Behandlung durch eine Operation vergleicht, werden bei Hämorrhoiden Grad II und III ähnlich gute kurzfristige Ergebnisse erzielt. Eine Operation ist für gewöhnlich mit stärkeren Schmerzen und einer höheren Komplikationsrate verbunden. In Bezug auf den langfristigen Behandlungserfolg ohne Rückfall ist die Operation der Gummibandbehandlung allerdings überlegen. Eine Abwägung von Risiko und Nutzen des geplanten Eingriffs sollte gemeinsam mit der Proktologin oder dem Proktologen deines Vertrauens erfolgen.

HÄMORRHOIDENOPERATIONEN

Die Therapie der Hämorrhoiden durch eine Operation ist empfohlen, wenn die Behandlung ohne Operation nicht zu einer zufriedenstellenden Symptomkontrolle führt sowie bei höhergradigen Befunden, also Hämorrhoiden von Grad III oder IV. Es gibt hier nicht die eine Operation für alle Hämorrhoiden. Im Gegenteil. Unzählige Verfahren sind möglich, diese operativ zu entfernen. Welche Methode zum Einsatz kommt, hängt von der behandelten Person und deren medizinischer Vorgeschichte sowie von der behandelnden Person und deren Erfahrung ab – und natürlich vom konkreten Befund im Bereich des Afters. Das Verfahren wird zum einen nach Schweregrad ausgewählt. Zum anderen ist bei der Auswahl entscheidend, ob die krankhaft veränderten Hämorrhoiden nur an einer oder an zwei Stellen des Afters vorliegen (segmental) oder ob diese den gesamten Anus kreisrund betreffen (zirkulär). Beim gängigsten segmentalen Verfahren wird der Hämorrhoidenknoten unter Narkose mit einer Zange gefasst und nach außen gezogen. Unter Schonung des inneren Schließmuskels wird der Gewebezipfel bis an dessen Basis freipräpariert. Hier wird das blutversorgende Gefäß unterbunden und der Hämorrhoidenknoten abgeschnitten. Die Wunde wird wahlweise so belassen und heilt von selbst (OP-Verfahren nach Milligan-Morgan) oder es erfolgt eine Naht der Afterschleimhaut (OP-Verfahren nach Ferguson). Nachdem es sich bei Operationen am After um nicht besonders sterile Operationen handelt, bleiben die Wunden außen am After immer offen. Würde man solche Wunden ebenfalls durch eine Naht verschließen, würde sich diese ziemlich sicher entzünden. Der Körper füllt den Defekt mit Narbengewebe nach einigen Wochen auf. Zur Pflege muss die Wunde lediglich täglich sowie nach jedem Stuhlgang ausgeduscht werden. Dazwischen wird eine Kompresse oder eine Binde vor die Wunde gelegt, damit die Unterhose nicht verschmutzt wird. Die offene Wunde und deren Versorgung bedingt eine Arbeitsunfähigkeit von circa ein bis zwei Wochen.

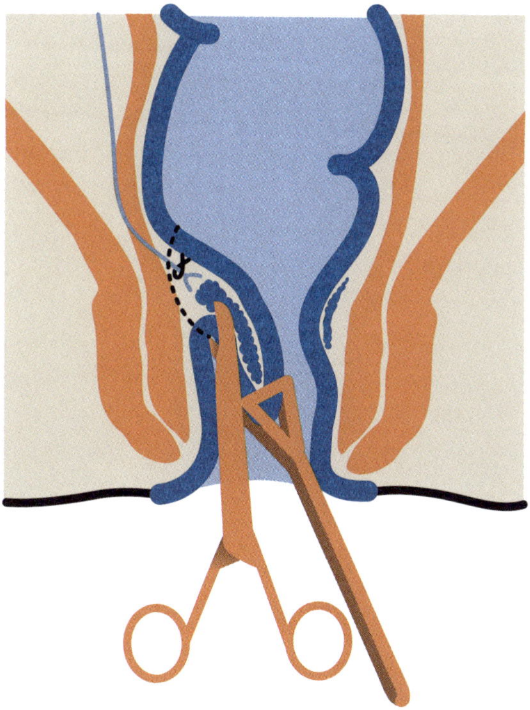

Operative segmentale Entfernung eines Hämorrhoidenknotens

Bei einem zirkulären Hämorrhoidenbefall hat sich die Operation nach Longo bewährt. Hierbei wird durch ein Klammernahtgerät zum einen das überschüssige Gewebe kreisrund entfernt und zum anderen das verbleibende, aber vorgefallene, Gewebe wieder am Oberrand des Afters fixiert. Es erhält zunächst eine kreisrunde Naht im Mastdarm am Oberrand der Hämorrhoiden. Hiernach wird das Klammernahtgerät – in Vollnarkose – in den After eingeführt. Die überschüssigen Hämorrhoiden werden durch die Naht in einen Spalt des Geräts hineingezogen. Beim Auslösen desselben wird das Gewebe zugleich abgeschnitten und mit Titanklammern versiegelt. Diese verbleiben zum Teil im Mastdarm und wachsen in die Schleimhaut ein (Keine Sorge: Der Metalldetektor am Flughafen schlägt nicht Alarm). Teilweise werden sie nach und nach über den Stuhl ausgeschieden. Vorteil dieses Verfahrens ist, dass außen am After keine Wunde entsteht, was mit weniger Schmerzen nach der Operation einhergeht. Nachteil sind die höheren Kosten durch den Einsatz des Klammernahtgeräts. Für den Einzelnen spielt das keine Rolle, da der Eingriff von der Krankenkasse bezahlt wird.

Bei viertgradigen Hämorrhoiden, also solchen, die außerhalb des Afters fixiert sind, kommt es gelegentlich zu einer ausgeprägten Schwellung durch Wassereinlagerung *(Ödem)* aufgrund des behinderten Abflusses des Bluts. In manchen Fällen entstehen hier sogar kleine Blutgerinnsel. Dann spricht man von thrombosierten Hämorrhoiden. Diese gehen meist mit ausgedehnten Schmerzen einher. In einer solchen Situation sollte man erst durch lokale Maßnahmen – wie Salben – und Medikamente einen Rückgang der Schwellung abwarten, da bei einer Operation in der Akutsituation zu viel Gewebe entfernt werden würde und so nach Heilung und Narbenbildung eine Enge des Afters drohen könnte.

Im Vergleich zu den nicht operativen Behandlungsverfahren hat man bei den chirurgischen Therapien eine erhöhte langfristige Erfolgschance mit äußerst niedrigen Rückfallquoten zum Preis erhöhter Schmerzintensität unmittelbar nach der Behandlung sowie einer höheren Komplikationsrate.

Operative Eingriffe am After sind teilweise in Rückenmarksnarkose möglich. Dabei wird lediglich die untere Hälfte des Körpers betäubt und man ist wach.

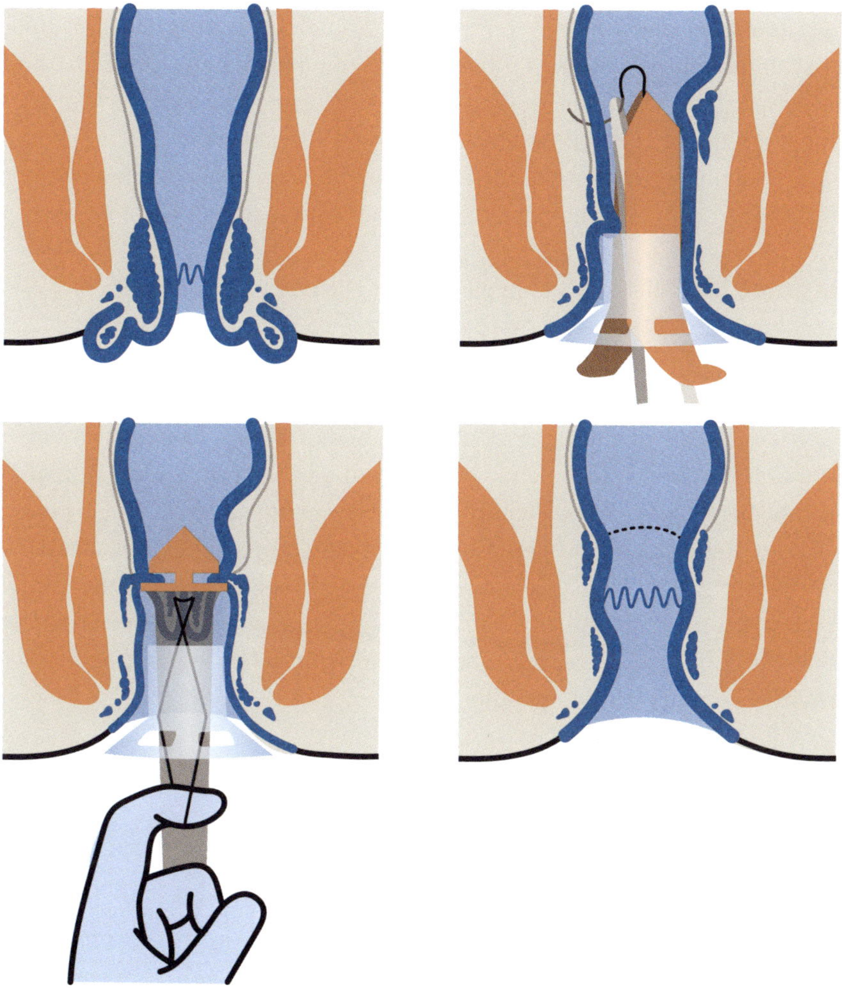

Zirkuläre Entfernung von Hämorrhoiden mittels Klammernahtgerät nach Longo

Ich persönlich würde mich allerdings immer für eine Vollnarkose entscheiden. Diese wird meist gut vertragen und ist auch nur für einige Minuten nötig, nachdem es sich bei derartigen Eingriffen eher um kurze Operationen handelt. Hämorrhoidenoperationen gehen mit einem kurzen stationären Aufenthalt von ein oder zwei Nächten einher.

Die Entstehung von krankhaft veränderten Hämorrhoiden kann weitreichende Konsequenzen haben. Bereits vor der Entwicklung krankhafter Veränderungen sollte man daher durch die oben genannten Basismaßnahmen Vorkehrungen treffen. Solltest du doch Probleme bekommen, stehen verschiedene Behandlungsoptionen zur Verfügung. Die für dich am besten geeignete findest du im Beratungsgespräch mit deiner Proktologin oder deinem Proktologen heraus.

Und für den Fall, dass du gläubig bist, schließe doch den heiligen St. Fiacrius in dein nächstes Gebet ein. Er ist der Schutzpatron Hämorrhoidenerkrankter.[53]

Einige Medizinhistoriker nehmen übrigens an, dass die Schlacht von Waterloo, am 8. Juni 1815, durch das Hämorrhoidenleiden von Napoleon Bonaparte mitentschieden wurde. Scheinbar plagten den Feldherren an diesem Tag thrombosierte, also sehr fortgeschrittene Hämorrhoiden mit Blutgerinnseln. Er konnte daher kaum auf dem Pferd sitzen, geschweige denn nachts schlafen. Die zur Schmerztherapie eingesetzte Opiummedikation soll zudem noch sein Urteilsvermögen getrübt haben.[54] Ob eine ballaststoffreiche Ernährung die Niederlage und damit das Ende des französischen Kaiserreiches hätte abwenden können, bleibt Spekulation.

ANALFISSUR – KLEINER RISS, GROSSE WIRKUNG

Bei einer Analfissur handelt es sich um einen länglichen Einriss im Bereich der Analschleimhaut. Betroffene gehören zu denjenigen Patienten und Patientinnen, die in der Proktologie am meisten von Leid geplagt sind. Der Riss geht häufig mit brennenden Schmerzen einher, die sich vor allem während des Stuhlgangs deutlich bemerkbar machen. Gelegentlich kommt es zur Auflagerung von kleinen Mengen Blut auf den Kot oder das Toilettenpapier. Wenn eine Verstopfung nicht ohnehin schon der Auslöser des Einrisses war, kommt es bei vielen Geplagten spätestens bei Vorliegen einer Fissur aus

Angst vor der nächsten schmerzhaften Defäkation zu einem Stuhlverhalt. Der längliche Einriss der Schleimhaut befindet sich in 75 Prozent der Fälle auf der 6-Uhr-Position in Steinschnittlage, also zum Steißbein hin.[55]

DIE URSACHEN FÜR DIE ANALFISSUR

Die Ursache kann ganz banal sein. Bei Verstopfung und meist damit einhergehendem hartem Darminhalt kommt es dazu, dass die Schleimhaut vom Stuhlgang eingerissen wird. Genauso bedingen aber Durchfall und damit eine häufige Defäkation in manchen Fällen den Riss. Schwangere haben sowohl während der Schwangerschaft als auch während der Entbindung ein erhöhtes Risiko, eine Fissur zu bekommen. Natürlich kann man sich den Einriss auch im Rahmen analer Sexualität durch Einführen von Gegenständen oder Körperteilen zuziehen (mehr zur analen Sexualität findest du auf Seite 106). Weitere – eher seltenere – Ursachen sind lokale entzündliche Geschehen, Hauterkrankungen oder auch Fissuren durch chronisch entzündliche Darmerkrankungen wie *Morbus Crohn* und *Colitis ulcerosa.*

THEORIEN ZUR ENTSTEHUNG DES EINRISSES

Zur Entwicklung der Fissur gibt es zwei Theorien. Sowohl bei der Entstehung als auch beim Verbleib einer Analfissur spielt der Druck im Bereich des inneren analen Schließmuskels *(Sphinkter)* eine wesentliche Rolle. Im Vergleich zum gesunden Zustand ist dieser in der Regel erhöht. Über Messungen des Sphinkterdrucks *(Manometrie)* bei Patienten und Patientinnen mit Fissuren weiß man von dem erhöhten Druck. Ob die Drucksteigerung im Bereich des Sphinkters die Ursache der Fissur ist oder als Reaktion auf die Schleimhautverletzung als Verkrampfung auftritt, ist nicht vollends geklärt. Der erhöhte Druck unterhält dann im Laufe der Heilung oder Nicht-Heilung einen Teufelskreis. Bei einem bestehenden Einriss reizt der Stuhlgang in der offenen Schleimhaut, was zu einer Schmerzverstärkung führt. Der Schließmuskel wird hierdurch automatisch angespannt. Die Folge der Anspannung und der damit einhergehenden Druckerhöhung ist, dass Blut schlechter in das Gewebe kommt. Dies wiederum führt zu einem lokalen Mangel an Sauerstoff und Nährstoffen. Durch den entstandenen Mangel kann die Abheilung des Einrisses massiv beeinträchtigt werden.[56]

Eine weitere Theorie zur Entstehung der Analfissur geht von einer Entzündung aus. Am Oberrand des Analkanals befinden sich die Proktodealdrüsen. Diese sind rudimentär angelegte Duftdrüsen, die sich in kleinen Aussackungen *(Krypten)* der Schleimhaut befinden. Dies sind kleine Taschen, die durch eine Aussackung der Schleimhaut entstehen. In diesen Ausstülpungen können sich Stuhlpartikel verfangen, die bei einer Vermehrung der im Stuhl enthaltenen Bakterien der Beginn einer Entzündung sein können. Der Defekt in der Schleimhaut entsteht dann durch die Ausbildung einer kleinen Eiteransammlung (Abszess).

Sowohl die Entstehung einer Fissur durch erhöhten Schließmuskeldruck als auch durch eine Entzündung im Bereich der sogenannten Krypten scheinen plausibel und müssen einander nicht ausschließen. Die Wahrheit liegt vermutlich sprichwörtlich irgendwo in der Mitte (bei 6 Uhr in Steinschnittlage).

WARUM EIGENTLICH 6 UHR UND NICHT 1, 5 ODER 9 UHR?

Zur Frage, warum die Fissur ausgerechnet bei 6 Uhr entsteht, gibt es zwei anatomische Erklärungen, welche die Entstehung an dieser typischen Position schlüssig erscheinen lassen. Zum einen befinden sich im Bereich der hinteren Hälfte des Afters, also von 3 bis 9 Uhr, mehr Krypten als im Bereich der vorderen Hälfte, also von 9 bis 3 Uhr (siehe Abbildung zur Steinschnittlage auf Seite 45). Dies macht eine Entstehung unterhalb des Äquators wahrscheinlicher. Zum anderen weiß man, dass bei 6 Uhr weniger Blutgefäße vorhanden sind als im Bereich des restlichen Afters. Eine schlechtere Durchblutung und damit einhergehende geringere Versorgung mit sauerstoffreichem Blut begünstigt hier also die Entstehung eines Defekts.[57]

DIE DIAGNOSE DER ANALFISSUR

Die Diagnose wird oft anhand der typischen Krankengeschichte gestellt. Bei der Untersuchung sieht man den Einriss in einigen Fällen bei vorsichtigem Spreizen des Afters. Es ist aber genauso möglich, dass die Betrachtung des Afters unauffällig ausfällt. Manche*r Patient*in toleriert eine Untersuchung mit dem Finger oder sogar einem Untersuchungsinstrument. Schmerzbedingt ist dies teilweise aber auch unmöglich. Unter der Verdachtsdiagnose einer Analfissur wird dann gleich zur Therapie übergegangen. Eine vollständige Untersuchung sollte dann nach einigen Tagen in einem weniger geplagten Zustand erfolgen, um die Diagnose zu verifizieren und zu überprüfen, inwiefern die Behandlung anschlägt. Alternativ ist es in unklaren Fällen sinnvoll, eine Untersuchung in einer kurzen Narkose durchzuführen, um die Diagnose zu benennen und eine spezifische Behandlung in die Wege zu leiten.

AKUT ODER CHRONISCH? DIE MITTEL ZUR LINDERUNG

Um entscheiden zu können, welche Therapie zur Anwendung kommt, wird zwischen der akuten und chronischen Analfissur unterschieden. Bestehen die Beschwerden unter sechs Wochen, spricht man von akut, chronisch meint das Vorhandensein einer Fissur über sechs Wochen.

Die chronische Fissur hat die Besonderheit, dass sich um den Einriss bereits überschüssiges Gewebe gebildet hat. Dabei findet man typischerweise außen am After vor dem Einriss die Vorpfostenfalte, innen bildet sich korrespondierend eine hypertrophe Analpapille, also ein kleiner überschüssiger Schleimhautzipfel. Als Reaktion des Körpers wird hier am Rand der Fissur überschüssiges Gewebe, sozusagen als Heilungsversuch, gebildet.

Die Behandlung der akuten Analfissur erfolgt ohne Operation. Häufig heilt der Riss nach einigen Tagen auch ohne eine spezifische Therapie ab. Zur Beschleunigung der Heilung und zur Beschwerdelinderung wird die Einnahme von Ballaststoffen, zum Beispiel 15 Gramm Kleie am Tag empfohlen, um eine leicht passierbare Stuhlkonsistenz zu erzielen. Außerdem wird die lokale Salbenanwendung mit dem sogenannten Calciumkanalblocker als Wirkstoff empfohlen. Dieser führt zu einer Erweiterung der Blutgefäße und ist damit fördernd für die Wundheilung. Darüber hinaus wirkt er krampflösend auf den Schließmuskel und senkt dessen erhöhten Druck. Die Anwendung der Salbe sollte zwei- bis dreimal täglich über drei bis acht Wochen bis zum Abheilen der Fissur erfolgen. Bei starken Symptomen tragen warme Sitzbäder und Salben mit Betäubungsmittel zur Linderung bei. Nachdem die erhöhte Ballaststoffzufuhr nicht nur zur Heilung in der akuten Phase beiträgt, sondern auch das Risiko für eine erneute Fissur senkt, sollte diese dauerhaft fortgeführt werden.[58]

Bei der chronischen Fissur ist die Rate der Spontanheilungen zwar deutlich geringer, dennoch sollte ein Therapieversuch ohne Operation für sechs Wochen erfolgen. Einziger Grund, bei Vorliegen einer chronischen Fissur unmittelbar eine Operation durchzuführen, wäre eine sehr ausgeprägte sekundäre Verän-

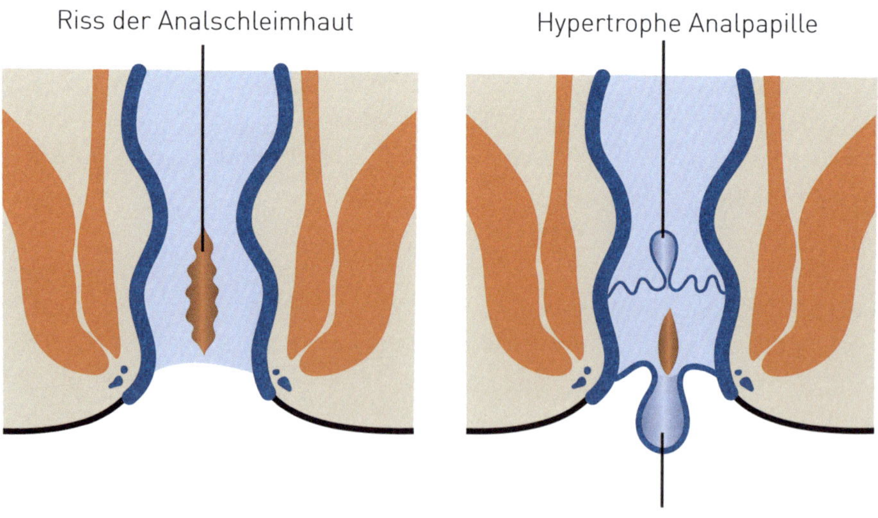

Links: akute Analfissur bei 6 Uhr Steinschnittlage; Rechts: chronische Analfissur mit Vorpfostenfalte außen und hypertropher Analpapille innen

derung, zum Beispiel eine Vorpfostenfalte oder Analpapille, welche die betroffene Person stört, etwa durch Verhindern einer sinnvollen Analhygiene. Sonst sollte die Operation erst nach sechs Wochen Behandlung analog zur akuten Fissur erfolgen.

Bei dem Eingriff wird der Einriss mitsamt des begleitenden Gewebes ausgeschnitten und entfernt. Die Wunde bleibt offen und heilt von selbst. Dafür muss sie täglich sowie nach jedem Stuhlgang ausgeduscht werden. Im Vergleich zur konservativen Behandlung bietet die Operation deutlich höhere Heilungsraten zum Preis von potenziellen Komplikationen, zum Beispiel Blutungen oder eine Kontinenzstörung. Dass jemand heutzutage durch eine derartige Operation eine Inkontinenz erleidet, ist allerdings sehr unwahrscheinlich.

ALTERNATIVE BEHANDLUNGSVERFAHREN – MIT VORSICHT ZU GENIESSEN!

Weitere, eher unkonventionellere Verfahren dagegen haben in der Behandlung der Analfissur einen fragwürdigen Charakter. Das Seriöseste davon nennt sich »Analdehner«. Mit der Absicht, durch den Plastikkegel den verkrampften Schließmuskel zu entspannen und ihm mehr Elastizität zu verschaffen, soll dieser in den After eingeführt werden. Der Analdehner sollte zweimal täglich für zwei Minuten verwendet werden und dabei in drehender Bewegung 10- bis 15-mal vor- und zurückgeschoben werden. Vorteil ist, dass man über das Instrument auch Salbe in den After und damit an den Ort des Geschehens einbringen kann.[59] Diese Behandlung hat zwar relativ hohe Erfolgsaussichten, ist aber sicher nicht für alle Betroffenen geeignet. Viele brechen die Behandlung ab, da ihnen die Anwendung unangenehm ist.

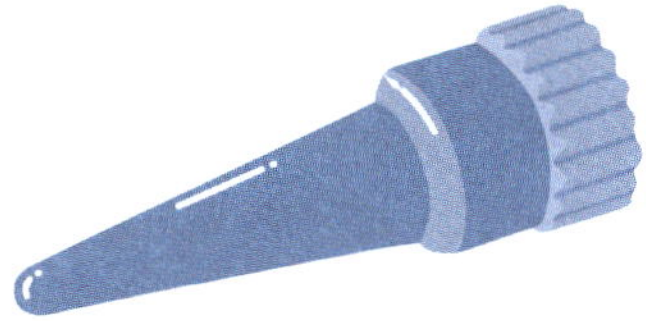

Analdehner zur Behandlung einer Analfissur

Eine weitere Möglichkeit zur Behandlung der chronischen Analfissur stellt die Injektion von Botulinumtoxin A, oder kurz Botox, dar. Analog zur Faltenbehandlung im Gesicht wird hierbei die Überleitung vom Nerv zum Muskel blockiert. Zwar wird der After dadurch nicht faltenfrei, allerdings kommt es durch das Nervengift, wie bei der Behandlung mit einer entspannenden Salbe, für die Dauer von circa drei Monaten zu einer Entspannung des Muskels. In Deutschland ist diese Methode nicht die Therapie der ersten Wahl.[60] Erst nach Versagen einer konventionellen Therapie kann diese angewendet werden, wobei sie mit einer gewissen Rate an Kontinenzstörungen einhergeht, teuer ist und die Injektion meist eine Narkose erfordert.

Allen Methoden gemein ist, dass die Entspannung des verkrampften Schließmuskels gefördert werden soll. In den USA geht man deshalb pragmatisch operativ vor. Hier ist die gängigste Methode zur Therapie der chronischen Analfissur die seitliche Durchtrennung der Schließmuskel (meist bei 3 Uhr). Die Operation hat eine gute Erfolgsrate mit einer deutlich kürzeren Heilungszeit im Vergleich zu den in Deutschland angewandten Methoden.[61] Allerdings geht dieses Verfahren mit einem erheblichen Risiko für eine Stuhlinkontinenz einher, sodass es hierzulande nicht zur Anwendung kommt – zum Glück.

Analog zur Hämorrhoidenbehandlung nach Lord (acht Finger!) wurde in der Vergangenheit auch zur Fissurbehandlung eine manuelle Dilatation, also die Aufdehnung des Afters mit den Fingern, in diesem Fall mindestens sechs, empfohlen. Du ahnst es bereits: Auch diese Behandlungsmethode kann aufgrund der hohen Inkontinenzrate nicht mehr empfohlen werden.

KLEINER RISS, GROSSE WIRKUNG

Du siehst, dass ein kleiner Riss, der meist kaum einen Zentimeter lang ist, eine große Auswirkung haben kann. Neben den starken Schmerzen, die Betroffene meist über mehrere Tage oder manchmal über Wochen zu erleiden haben, wird auch viel Zeit und Geduld benötigt, um der Heilung ohne Operation eine Chance zu geben. Reduziere das Risiko, an einer Analfissur zu erkranken und denke an deine Ballaststoffe. Falls du dennoch starke Schmerzen bekommen solltest, gehe lieber direkt zur Proktologin beziehungsweise zum Proktologen deines Vertrauens, um aus einer akuten Fissur erst gar keine chronische werden zu lassen.

ABSZESS UND FISTEL – ZWEI DUMME (KRANKHEITEN), EIN GEDANKE

»Seine Majestät hat heute wieder Blut gestuhlt« war um 1686 einer der Tagebucheinträge eines Leibarztes von Ludwig XIV. Zu dieser Zeit war es dem Monarchen aufgrund von Schmerzen am Allerwertesten nicht mehr möglich, zu reiten oder Spaziergänge zu machen.[62] Nach unterschiedlichen erfolglosen Therapieversuchen von verschiedenen Heilern trat Professor Charles-François Félix de Tassy in Erscheinung.[63] Als Nachfolger seines Vaters hatte er die Position des Haus- und Hofchirurgen im Schloss Versailles inne. Nachdem sich der königliche Chirurg an einigen Normalsterblichen ausprobiert hatte, welche zum Großteil das Zeitliche segneten, entwickelte er »le bistouri recourbé à la royale«, das königlich-gebogene Skalpell. Mit diesem dünnen, sichelförmigen Messer wurde die vermutlich erste erfolgreiche Analfistel-Operation durchgeführt. »La Grande opération« ereignete sich im November 1686, und trotz dreistündiger Operationsdauer überstand der nicht betäubte Sonnenkönig die Prozedur.[64] Charles-François Félix de Tassy besserte dadurch nicht nur den Ruf seines Berufsstandes auf, denn damals gehörten die Chirurgen noch dem Berufsstand der Barbiere und Friseure an, und Chirurgen wurden nicht als Ärzte gesehen. Durch den Eingriff am Königshintern stieg auch sein eigenes Ansehen – und ermöglichte dem Mediziner in den nächsten Jahren ein schönes Leben am Schloss Versailles.[65]

DER GEMEINSAME URSPRUNG VON ABSZESS UND FISTEL

Aus der Sicht heutiger Chirurgen und Chirurginnen kommt die Frage auf, worin denn die Leistung des proktologischen Vorreiters bestand. Analabszesse und -fisteln sind bei proktologisch tätigen Ärzten und Ärztinnen das tägliche Brot. Ein Tag in einer chirurgischen Notaufnahme ohne Behandlung einer Person mit Analabszess ist eine Seltenheit. Die Erkrankung wird häufig mit kleineren Eingriffen gut behandelt. Manche Fälle stellen sich aber auch als komplexe Herausforderungen dar. Für das Verständnis dieser beiden Krankheitsbilder müssen wir uns mit deren Ursprung auseinandersetzen.

Sowohl der Abszess als auch die Fistel sind zwei unterschiedliche Erkrankungen, die allerdings auf die gleiche Weise entstehen. Die theoretische Überlegung hierzu ist uns bereits bei der Analfissur (Seite 70) begegnet. Wir erinnern uns: Im Bereich der Krypten, am Oberrand des Afters, finden wir Aussackungen der Schleimhaut. In diesen kleinen Taschen können sich

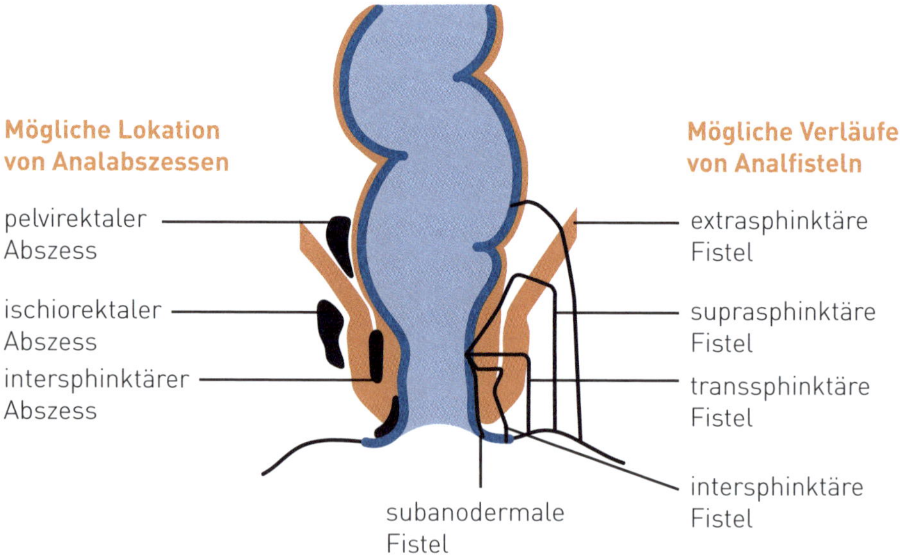

Abszesse und Fisteln

Stuhlpartikel verfangen. Wenn sich die Bakterien in den Taschen vermehren, kann eine Eiteransammlung (Abszess) entstehen und sich dann in unterschiedliche Richtungen ausbreiten. Auf der Abbildung siehst du eine mögliche Lokalisation von Eiteransammlungen in Relation zu Mastdarm und After. Auf die gleiche Art entsteht eine Fistel, nur dass es hier zusätzlich zu der Ausbildung eines Verbindungsgangs zwischen zwei Oberflächen kommt, zum Beispiel der Schleimhaut des Mastdarms und der äußeren Haut um den After. Fisteln versteht man als chronische und Abszess als akute Ausprägung eines Krankheitsbilds. Die Abbildung zeigt mögliche Verläufe von Analfisteln.[66]

SYMPTOME VON ANALABSZESSEN UND FISTELN

Betroffene von Abszessen oder Fisteln bemerken meist schnell zunehmende Schmerzen am After. Je näher ein Abszess an der Haut liegt, desto eher macht sich dieser bemerkbar. Hier sind dann häufig auch Rötungen, Schwellungen und gelegentlich Austritt von Eiter an der Haut um den After festzustellen. Liegt ein Abszess weiter innen als zum Beispiel neben dem Rektum, kann dieser erst spät zu Beschwerden führen. Eine Rötung oder Schwellung an der Haut fehlt dann häufig. Die Diagnose lässt sich durch das bloße Ansehen und Abtasten feststellen. Lediglich bei sehr weit innen liegenden Abszessen, in unklaren Fällen oder bei mehrfachen Voroperationen ist gelegentlich eine Endosonografie oder Kernspintomografie zur Diagnosestellung erforderlich.

BEIM ABSZESS IST EINE OPERATION MEIST UNUMGÄNGLICH

Weiß man von dem Abszess, gilt die alte Medizinerweisheit: *Ubi pus, ibi evacua:* Wo sich Eiter befindet, sollte dieser entleert werden. Das bedeutet, dass sich ein Analabszess nur durch eine Operation heilen lässt. Behandlungsversuche mit Salben oder Antibiotika sind zum Scheitern verurteilt. Bei wenigen vermeintlich glücklichen Geplagten platzt der Abszess auf und entleert sich von selbst. Um die Zeit bis zum Aufplatzen durchzustehen, braucht man aber ein, im wahrsten Sinne des Wortes, gutes Sitzfleisch. Die meisten Patienten und Patientinnen sind von den Schmerzen so geplagt, dass sie der Operation in freudiger Erwartung entgegenblicken.

Die Fistel präsentiert sich selten isoliert und geht häufig mit einem Abszess einher. Die Operation eines Abszesses besteht deshalb aus zwei wesentlichen Komponenten. Beim ersten Teil des Eingriffs muss die Haut über dem Abszess ausreichend weit eröffnet werden, damit der Eiter ablaufen kann. Hierbei ist entscheidend, dass dies nicht zu sparsam geschieht. Manche*r Patient*in erschreckt nach einer solchen Operation über die Größe der Wunde. Hier ist aber wichtig zu verstehen, dass eine zu kleine Wunde die Ansammlung von entzündlichem Sekret in der Tiefe begünstigt und so ein erneuter Abszess entstehen kann. Also sollte der Abszess lieber einmal großzügig eröffnet werden als zu klein, aber dafür möglicherweise mit mehreren Eingriffen. Die Wunde bleibt offen und wird nicht zugenäht, da sie ohnehin aufgrund des Eiters und des Stuhls maximal mit Bakterien kontaminiert ist. Wie bei der Fissur muss das Gesäß dann täglich und nach jedem Stuhlgang ausgeduscht werden, sodass der Körper die entstandene Wundhöhle in den nächsten Wochen mit Narbengewebe auffüllen kann. Die zweite Komponente der Operation spielt vor allem zur Vermeidung eines neuerlichen Abszesses eine wesentliche Rolle. Hier wird nachgesehen, inwiefern neben dem Abszess ebenfalls eine Fistel vorliegt. Wird der Abszess operiert, ohne eine möglicherweise vorhandene Fistel zu versorgen, ist der nächste Abszess vorprogrammiert. Denn über den Fistelgang können Bakterien aus dem Stuhl in die Tiefe des Gewebes gelangen und hier wieder einen Abszess entstehen lassen. Deshalb erfolgt während der Operation unter Narkose auch eine Prokoskopie, um zu sehen, ob im Analkanal oder dem Mastdarm eine Fistelöffnung zu sehen ist. Sollte sich eine Fistel finden, gibt es wiederum zwei Möglichkeiten: Fisteln, die sehr nah an der Oberfläche, also außen am After liegen, können direkt mit dem Abszess entfernt werden. Problematisch werden Fisteln im Gegensatz dazu dann, wenn sie große Teile des Schließmuskels durchziehen, also eher am Oberrand des Afters oder im Mastdarm münden.

BEI FISTELN IST SOGAR REGELMÄSSIG EINE ZWEITE OPERATION NOTWENDIG

Hier ist zur Behebung der Fistel das Durchtrennen großer Teile oder manchmal sogar des gesamten Schließmuskels notwendig. Nachdem in dieser Situation auch die Kontinenz in Gefahr ist, sollte diese Maßnahme nur unter optimalen Bedingungen erfolgen. Eine eitrige Entzündung in Form eines Abszesses gehört nicht zu diesem optimalen Setting. In dieser Situation ist das Gewebe geschwollen. Zum einen besteht die Gefahr, dass beim Herausschneiden der Fistel zu viel Gewebe entfernt wird. Die Muskelfasern des Sphinkters sind allerdings nicht unbegrenzt vorhanden. Außerdem beeinträchtigen die Anwesenheit der Bakterien und die damit einhergehende Entzündung die Heilung. Aus diesen Gründen werden höhere Fisteln nicht direkt operiert. Durch diese Fisteln wird ein Gummizügel – ähnlich wie ein festerer Haushaltsgummi – gezogen. Hierdurch ist die Fistel markiert, das heißt, man findet sie wieder. Zudem kann sich ansammelndes Sekret entlang des Gummis ablaufen, was der Vorbeugung eines erneuten Abszesses dient. Der Zügel führt zu einer narbigen Verhärtung im Bereich der Fistel. Nach Abheilen der Wundhöhle kann, meist nach circa acht Wochen, eine zweite Operation erfolgen, bei der die Fistel entfernt wird, und zwar nur diese, ohne gesundes Gewebe. Je nach Lagebeziehung zum Schließmuskel reicht manchmal das bloße Herausschneiden der Fistel. In manchen Fällen ist eine Naht am Schließmuskel notwendig, um die Kontinenzleistung zu erhalten. Um dieser Naht dann eine möglichst gute Heilungschance zu verschaffen, ist manchmal eine mehrtägige Nulldiät erforderlich, damit durch passierenden Stuhlgang keine mechanische Belastung auf die Naht kommt. Bei aufwendigen Rekonstruktionen des Schließmuskels ist selten sogar eine Ableitung des Stuhls über die Bauchdecke für wenige Monate durch einen sogenannten künstlichen Darmausgang *(Stoma)* notwendig.

Gelegentlich präsentieren sich Fisteln auch ohne begleitenden Abszess. Die Beschwerden sind dann weniger akut. Meist bestehen über den Zeitraum von Wochen oder Monaten diskrete Schmerzen, dazwischen liegen aber auch Phasen ohne Schmerz. Hin und wieder kann sich etwas Sekret aus einer kleinen Öffnung neben dem After entleeren. In solchen Fällen wird ein operativer Eingriff im Gegensatz zum Abszess als vorab länger geplante Operation durchgeführt.

ANALFISTELN BEI CHRONISCH ENTZÜNDLICHEN DARMERKRANKUNGEN (MORBUS CROHN)

Eine spezielle Situation betrifft Personen, die unter *Morbus Crohn* leiden. Dies ist eine chronisch entzündliche Darmerkrankung, die den gesamten Magen-Darm-Trakt vom Mund bis zum After betrifft. Durch die Entzündung können hier ebenfalls gehäuft Abszesse und Fisteln entstehen. Patienten und Patientinnen, die unter *Morbus Crohn* leiden, haben im Laufe ihres Lebens immer wieder anale Abszesse oder Fisteln. Neben einer entzündungshemmenden Therapie durch Medikamente ist bei diesen Erkrankten vor allem wichtig, dass jegliche operative Therapie von Analfisteln so sparsam wie möglich durchgeführt wird, da sonst durch wiederholte Eingriffe am After eine Inkontinenz entstehen kann. So ist es für diese Gruppe von Leidgeplagten manchmal die bessere Lösung, den eingebrachten Gummizügel dauerhaft zu belassen und die Fistel nicht operativ zu sanieren.

FISTELN ALS FOLGE EINER GEBURT

Eine weitere besondere Personengruppe in Bezug auf das anale Fistelleiden sind Frauen nach spontaner Geburt. Im Rahmen des Geburtsvorgangs kommt es zu Verletzungen des Damms *(Perineum)*. Teilweise entstehen aber auch Verletzungen des analen Schließmuskels. Diese Geburtsfolgen werden in der Regel umgehend nach der Geburt durch Nähte versorgt. Bei Beteiligung des Schließmuskels oder des Mastdarms sollte dies mit Beteiligung einer proktologisch erfahrenen Person erfolgen. Als Spätfolge solcher Verletzungen können sich auch nach Jahren noch Fisteln vom Rektum zur Scheide manifestieren. Hierdurch kommt es dann zum Übergang von Luft oder Stuhl in die Vagina. Solche Fisteln sollten von Proktologen und Proktologinnen mit Erfahrung operiert werden. Es stehen unterschiedliche Verfahren zur Verfügung. Ihnen gemein ist ein Herausschneiden des Fistelgangs mit anschließender Naht der Defekte in Mastdarm und Vagina. Nachdem die Trennschicht zwischen Vagina und Enddarm, also der Damm, der nach der Geburt häufig nur noch aus wenig Gewebe besteht, erfolgt anschließend eine Verstärkung des Bereichs. Ein gängiges Verfahren ist es, die beiden Schenkel des *Muskulus puborectalis* in der Mittellinie zusammenzuführen und dort zu vernähen (Levatorplastik).[67]

Die Behandlung von Analabszessen und -fisteln ist also nicht unbedingt banal. Dementsprechend muss die Leistung von Professor Charles-François Félix de Tassy als Vorreiter der modernen Fistelchirugie gewürdigt werden. Nachdem etwa zwei Prozent der Bevölkerung im Laufe ihres Lebens an einer Fistel oder einem Abszess erkranken, handelt es sich um ein häufiges Krankheitsbild. Bis auf den angesprochenen *Morbus Crohn* gibt es für diese Erkrankungsausprägung keine bekannten Risikofaktoren. Das heißt, man kann nichts unternehmen, um der Entstehung vorzubeugen. Die Ausbildung eines Abszesses ereilt uns also alle gleichermaßen und jede*r Verschonte darf sich einfach glücklich schätzen, dass es ihn oder sie bisher noch nicht getroffen hat.

STEISSBEINFISTEL – EINE HAARIGE ANGELEGENHEIT

Diese Erkrankung hat viele Namen: Steißbeinfistel, *Sakraldermoid, Sinus pilonidalis* (lateinisch: *pilus* = »Haar«, *nidus* = »Nest«) oder *Jeep's disease*. Gemeint ist immer dasselbe Problem. Im Zweiten Weltkrieg entstand die Bezeichnung *Jeep's disease* unter der Annahme, dass ausgiebiges Autofahren das Phänomen begünstigte. Diese Annahme konnte sich nicht bestätigen. Es handelte sich eher um eine zufällige Beobachtung. Betroffene sind vor allem junge Männer mit ausgeprägter Körperbehaarung. Im Bereich der Haut des Steißbeins am Oberrand der Pofalte *(Rima ani)* wachsen Haare nicht aus der Haut heraus, sondern in die Tiefe. So bilden sich kleine Gänge unter der Haut (deshalb auch Fistel) und können mit diesem Vorgang der Auslöser einer Entzündung sein. In der Theorie zur Entstehung brechen die Haare relativ nah an der Wurzel durch die Bewegung und Reibung der Pobacken ab. Wenn es der Zufall will, wachsen diese in die falsche Richtung, nämlich wieder in Richtung Haut sowie Unterhautfett. Die Haare bilden Gänge, in welche sich dann auch Hornschuppen und Bakterien der normalen Hautflora verirren können.

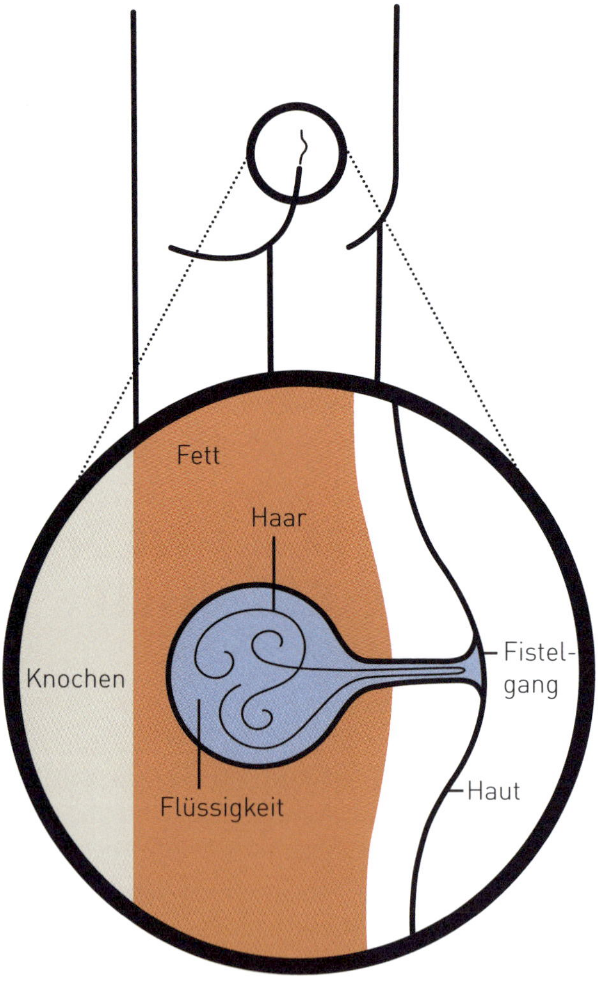

Steißbeinfistel

EINE ERKRANKUNG MIT UNTERSCHIEDLICHER DYNAMIK

Ab hier sind drei unterschiedliche Verläufe denkbar. Der erste – asymptomatische – Verlauf ist der angenehmste, nachdem es zu keinen Beschwerden und zu keiner Entzündung kommt. Dabei werden die Öffnungen der Gänge *(Pori)* zufällig, meist von der Partnerin oder dem Partner, entdeckt. Fehlen Beschwerden, ergibt sich kein therapeutischer Handlungsbedarf.[68]

Bei den übrigen beiden Varianten kommt es durch die Keime in den Gängen zu einer Entzündungsreaktion. Diese kann wiederum einer unterschiedlichen Dynamik unterliegen.

Bei einem chronischen Verlauf kommt es zu gelegentlichen Schmerzen und eventuell Entleerung von entzündlichem, manchmal unangenehm riechendem Sekret. Die Beschwerden sind insgesamt eher diskret. Die ärztliche Vorstellung erfolgt meist erst nach Wochen oder Monaten.

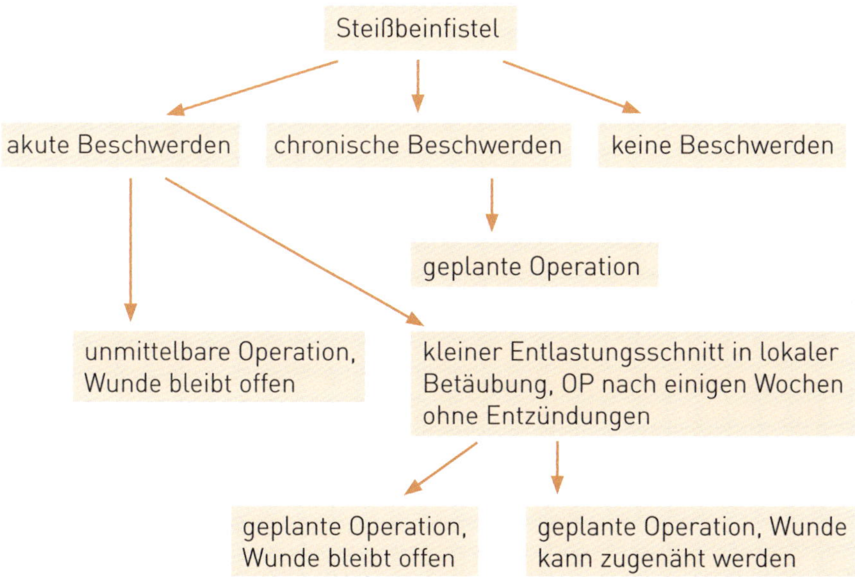

Behandlungspfad für eine Steißbeinfistel

Bei der dritten Variante bildet sich eine Eiteransammlung (Abszess), die sich innerhalb weniger Tage entwickelt. Hier nehmen die Schmerzen schnell zu und verhindern einen normalen Tagesablauf. Sitzen und Liegen sind hier meist nicht möglich. Von außen sind lokale Entzündungszeichen wie Rötung, Schwellung und manchmal die Entleerung von Eiter zu sehen. Eine chirurgische Vorstellung erfolgt meist recht zügig nach Beginn der Beschwerden.

Sowohl beim chronischen Verlauf als auch beim akuten Verlauf mit Abszess ist zur Heilung eine Operation notwendig. Beim Therapieversuch mit Salben oder Antibiotika bestehen keine Erfolgsaussichten. Ziel des chirurgischen Eingriffs ist es nicht nur, die Ansammlung der entzündlichen Flüssigkeit zu entlasten. Es geht bei der Operation vor allem auch darum, sämtliche Gänge im Unterhautgewebe zu entfernen, um der erneuten Entstehung einer Entzündung vorzubeugen. Erfolgt die Operation im entzündungsfreien Zustand, können nur die Öffnungen der Gänge ausgeschnitten werden. Alternativ wird das komplette Unterhautfettgewebe ellipsenförmig ausgeschnitten. Beim chronischen Verlauf kann die Operation geplant erfolgen. Beim akuten Verlauf besteht dagegen meist unmittelbarer chirurgischer Handlungsbedarf. Hier gibt es zwei Strategien zur chirurgischen Versorgung. Bei der ersten Variante wird der Abszess mitsamt der Gänge im Unterhautgewebe ausgeschnitten. Aufgrund der Entzündung kann die Wunde nicht zugenäht werden. Sie bleibt dementsprechend offen und der Körper füllt den entstandenen Defekt mit Narbengewebe auf. Dieser Prozess funktioniert zwar zuverlässig, nimmt aber in der Regel Monate in Anspruch. In der Hoffnung einer kürzeren Genesungszeit geht man bei der zweiten Variante in zwei Schritten vor. In einem ersten Schritt erfolgt unter lokaler Betäubung lediglich ein Schnitt über der Eiteransammlung. Die entzündete Flüssigkeit fließt so ab und das Gewebe kommt über die nächsten Wochen zur Ruhe. Eine Operation zur Entfernung der Gänge ist dann in einem nächsten Schritt geplant und kann im entzündungsfreien Zustand erfolgen. Hier besteht dann die Möglichkeit, die Wunde zuzunähen, was im Vergleich zur offenen Wunde eine deutlich kürzere Heilungszeit bedeuten würde. Fairerweise muss dazu gesagt werden, dass diese Wunden im Bereich der Pofalte grundsätzlich ein hohes Risiko für Wundheilungsstörungen haben.[69] In einigen Fällen kommt es nach dem Nähen einer solchen Wunde zu einer Entzündung. Glücklicherweise muss aber nicht noch mal operiert werden. Es reicht aus, die Fäden zu entfernen und die Wunde zu spülen. Wie bei der offenen Wundbehandlung füllt der Körper die Wundhöhle dann mit Narbengewebe auf.

Haare, die in die falsche Richtung wachsen, können übrigens auch an anderen Stellen des Körpers Entzündungen verursachen. Beliebte Stellen dafür sind der Nabel, hinter den Ohren, bei Männern am Penis oder bei Friseuren auch zwischen den Fingern. Daher ist ein weiterer Name dieser Erkrankung Friseurkrankheit.[70]

PROLAPS – EIN UNANGENEHMER VORFALL

Beim folgenden Thema hat die Tabuisierung proktologischer Erkrankungen vermutlich die größte Relevanz. Bei einem *Prolaps* (Vorfall) kommt es dazu, dass vor allem während der Defäkation ein Hervorwölben von Gewebe aus dem After auftritt. Dieses Problem macht zunächst kaum Beschwerden oder fällt vielleicht sogar nicht einmal auf. Allerdings kommt es über die Zeit zu einem Fortschreiten der Vorwölbung, was meist mit einer Stuhlinkontinenz einhergeht. Die Betroffenen, die in neun von zehn Fällen Frauen sind, trauen sich bei einem Mastdarmvorfall lange nicht zum Arzt oder zur Ärztin und nehmen ihre Beschwerden hin, bis eine völlige Inkontinenz die ärztliche Vorstellung unumgänglich macht.[71] Bei Patientinnen über 65 Jahren liegt bei einer von 100 Frauen ein Mastdarmvorfall vor.[72] Auch wenn dieses Thema eine spezielle Personengruppe betrifft, sollten wir uns aufgrund der Häufigkeit und der weitreichenden Konsequenzen der Beschwerden ein genaueres Bild machen, vor allem, weil sich mit einer rechtzeitigen Diagnose und Therapie viel Leid verhindern lässt.

MÖGLICHE BESCHWERDEN BEI EINEM VORFALL

Je nachdem, von welcher ursprünglichen anatomischen Struktur der Vorfall kommt, unterscheidet man zwischen Anal- und Rektumprolaps. Die Beschwerden entwickeln sich über einen Zeitraum von Monaten oder Jahren. Neben dem Gefühl, dass sich beim Stuhlgang etwas aus dem After vorwölbt, klagen Betroffene über Nässen und Kontinenzstörung unterschiedlichen Ausmaßes. Bei der Untersuchung zeigt sich durch den ungewollten Austritt von Sekret aus dem After eine Rötung und Irritation der Haut um den After (Analekzem). Zudem zeigt sich der After in Ruhe bereits leicht klaffend. Bei der Untersuchung mit dem Finger fällt der sehr schwache Tonus des Schließmuskels auf. Auch nach Aufforderung, den Po zuzukneifen, können die Betroffenen meist kaum die Kraft aufbringen, den Sphinkter fest zu verschließen. Eine wichtige Unterscheidung zeigt sich dann beim Pressen: Kommt es hier zu einem Hervortreten von Schleimhaut, zeigen sich darin bei einem Analprolaps strahlenförmig vom After verlaufende Falten. Hier hat sich also die innere Auskleidung des Analkanals nach außen gewölbt. Verlaufen die Schleimhautfalten in Relation zum After kreisförmig, handelt es sich um einen Mastdarmvorfall *(Rektumprolaps)*. Hier hat sich also die Schleimhaut des Mastdarms oberhalb des Analkanals nach außen gestülpt. Die untersuchende Person muss daher auf den Faltenverlauf der Schleimhaut achten.

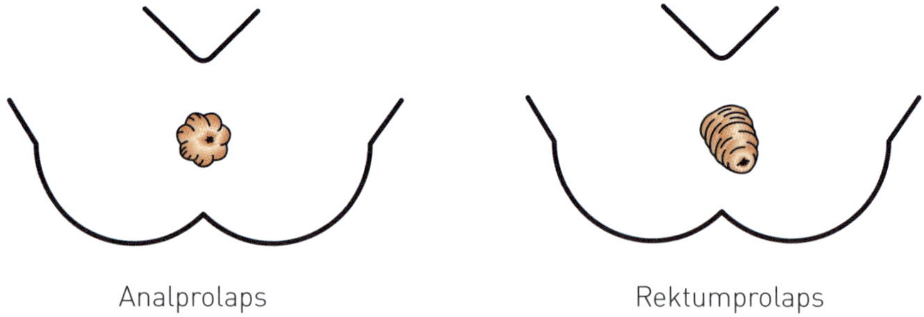

Analprolaps

Rektumprolaps

Unterschiedliche Formen des Prolaps

DIE THERAPIE BEIM VORFALL ERFORDERT OFT TEAMWORK

Die Unterscheidung zwischen den beiden Formen des Vorfalls ist wichtig, da sie unterschiedlich behandelt werden. Den Analprolaps kann man mit einem fortgeschrittenen Hämorrhoidenleiden gleichsetzen. Dementsprechend wird die Therapie auch analog durchgeführt. In den meisten Fällen lässt er sich mit einem Verfahren, das auch bei Hämorrhoiden zum Einsatz kommt – der Operation mittels Klammernahtgerät nach Longo (siehe Seite 67) – beheben.

Der Rektumprolaps geht meistens mit stärkeren Beschwerden einher und erfordert auch eine komplexere Behandlungsstrategie. Um sich die beste Behandlung für den Vorfall des Mastdarms zu überlegen, muss man dessen Ursache verstehen. Meist bedingen mehrere Faktoren die Entstehung. Ein Faktor ist meist eine genetisch bedingte Bindegewebsschwäche mit einem erhöhten Anteil an Elastin. Dieses körpereigene Eiweiß ist verantwortlich für die Dehnungsfähigkeit des Gewebes.[73] Je nachdem, wie viel oder wenig davon im Bindegewebe vorhanden ist, leiert das Gewebe bei manchen früher aus als bei anderen. Ein weiterer wichtiger Faktor bei der Entstehung des Mastdarmvorfalles ist das Geschlecht. 90 Prozent der Personen mit Rektumprolaps sind Frauen. Hier spielen Schwangerschaften beziehungsweise die Veränderungen des Beckenbodens durch Geburten eine wesentliche Rolle. Der Halteapparat (Levator-Muskel und verschiedene Bänder) der Organe im kleinen Becken (Mastdarm, Gebärmutter, Harnblase, Vagina) wird während der Schwangerschaft zum einen durch hormonellen Einfluss flexibler, aber auch mechanisch durch Wachstum von Fötus und Gebärmutter gedehnt. Nach der Geburt bilden sich diese Veränderungen nicht immer vollständig zurück. Je nach Anzahl der Schwangerschaften, und danach wie konsequent das Beckenbodentraining dazwischen durchgeführt wird, machen sich diese Veränderungen, vor allem bei Patientinnen mit hohem Elastinanteil im Bindegewebe, mittel- und langfristig durch eine Beckenbodenschwäche bemerkbar. Das bedeutet auch, dass es sich als proktologisch tätige Person verbietet, einen Mastdarmvorfall isoliert zu betrachten. Nachdem die benachbarten Organe den gleichen Veränderungen unterliegen, besteht häufig begleitend ein Vorfall der Blase – mit beziehungsweise ohne Inkontinenz für Urin – oder ein Scheidenvorfall bei Patientinnen, denen aus anderen Gründen die Gebärmutter entfernt wurde. Eine Entscheidung für ein bestimmtes Therapieverfahren sollte also immer in Absprache mit den Kollegen und Kolleginnen der Proktologie, Gynäkologie sowie Urologie erfolgen.

Von proktologischer Seite muss beim Mastdarmvorfall zwischen dem inneren beziehungsweise unvollständigen und dem äußeren beziehungsweise vollständigen Rektumprolaps unterschieden werden. Beim inneren Vorfall kommt es zu einem Ineinanderstülpen der Mastdarmschleimhaut, aber nicht zu einem Austritt von Gewebe. In diesem Fall sollte die Therapie konservativ, also ohne Operation, erfolgen.

KRÄFTIGUNG DES BECKENBODENS ALS WICHTIGE BASIS FÜR BESCHWERDELINDERUNG

Die wesentlichen Säulen der konservativen Behandlung sind dabei die Stuhlregulation mittels Flohsamenschalen, Beckenbodentraining und das sogenannte Biofeedbacktraining. Die Einnahme von Flohsamenschalen ändert nichts am Grundproblem, führt aber über eine Optimierung der Stuhlkonsistenz zu einer verbesserten Kontinenzleistung. Das Beckenbodentraining stärkt den muskulären Teil des Halteapparats durch Übungen. Häufig macht zu Beginn eine physiotherapeutische Anleitung Sinn. Viele Physiotherapeuten und -therapeutinnen sind inzwischen auf die Kräftigung des Beckenbodens spezialisiert.

BIOFEEDBACK ZUM GEZIELTEN TRAINING DES BECKENBODENS

Beim Biofeedbacktraining geht es darum, das Anspannen von bestimmten Muskeln, das üblicherweise nicht wahrgenommen wird, sicht- oder hörbar zu machen. Hierbei wird ein konischer Sensor in den After oder die Vagina eingeführt. Die Kontraktion der Beckenbodenmuskeln, die üblicherweise unbe-

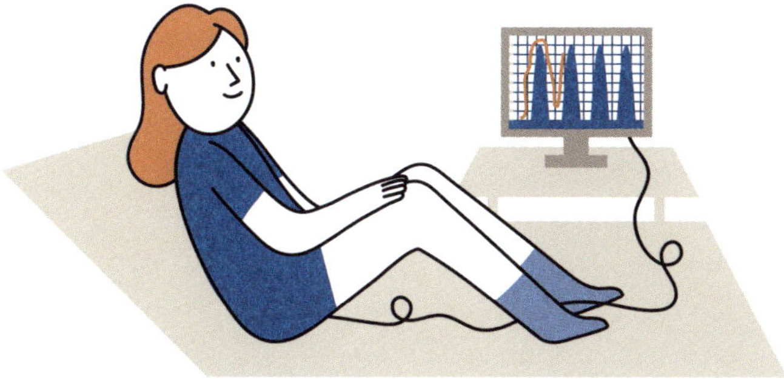

Biofeedbacktraining macht Muskelanspannung sichtbar und trägt so zur Stärkung des Beckenbodens bei

wusst abläuft, wird über einen Bildschirm oder ein Tonsignal an die trainierende Person zurückgemeldet (Feedback). Diese Muskeln können so bewusster wahrgenommen und trainiert werden.[74] In Summe führen diese Maßnahmen zu einer Kräftigung des Beckenbodens und damit zu einer Linderung der Beschwerden. Beckenbodentraining und Biofeedbacktraining eignen sich übrigens nicht nur für Patientinnen. Bei Männern (insbesondere in der zweiten Lebenshälfte) führt die Stärkung des Beckenbodens zu einer Verbesserung von Harnkontinenz[75] und Erektionsfähigkeit des Penis.[76, 77]

WANN DIE OPERATION SINN MACHT

Doch was ist zu tun, wenn alle konservativen Maßnahmen nicht helfen? Liegt ein vollständiger Mastdarmprolaps vor, tritt also Gewebe des Rektums beim Pressen nach außen, sollte eine Operation erfolgen. Der Vorfall geht mit Missempfinden und Schmerzen einher. Grund für eine Operation ist allerdings auch, die Schädigung des Schließmuskels durch den Prolaps nicht fortschreiten zu lassen. Bei jedem Hervortreten von Gewebe durch den After wird der Sphinkter gedehnt beziehungsweise überdehnt. Die Folge: Dieser wird geschädigt und mit der Zeit nimmt dessen Funktion ab. Hieraus resultiert letztendlich die Inkontinenz. Der operative Eingriff hat also nicht nur eine Beseitigung von Beschwerden zum Ziel, sondern auch, eine weitere Schädigung des

Schließmuskels zu verhindern. Im Vorfeld der Operation sollte aber immer betont werden, dass der bereits entstandene Funktionsverlust nicht rückgängig gemacht werden kann. Hier müssen nach der Operation flankierend die Maßnahmen der konservativen Therapie (Stuhlregulation, Beckenbodentraining, Biofeedbacktraining) durchgeführt werden. Es gibt zahlreiche unterschiedliche Operationsmethoden. Die Art der Operation hängt zum einen von begleitenden Pathologien im Bereich des Beckens ab, also inwiefern im Bereich des Genitals oder der Blase zusätzliche Probleme vorliegen. Zum anderen spielt der Allgemeinzustand eine Rolle bei der Wahl der Therapiemethode. Grob gesagt wird zwischen Operationen unterschieden, die durch den Bauch erfolgen, und operativen Eingriffen, die über den Damm oder durch den After durchgeführt werden. Bei Eingriffen aus der ersten Gruppe wird der Mastdarm aus seiner Umgebung ausgelöst und ins Innere der Körpers gezogen und in dieser neuen Position am Steißbein festgenäht (Operation nach Sudeck). Bei Eingriffen am Damm oder durch den After wird überschüssiges Gewebe entfernt, zum Beispiel bei einer Operation nach Altemeier. Die Eingriffe der zweiten Gruppe haben zwar ein erhöhtes Rückfallrisiko, sind aber im Vergleich zur Operation durch den Bauch weniger invasiv, also insgesamt eine kleinere Belastung für die Betroffenen. Für wen welche Operationsmethode infrage kommt, muss immer individuell entschieden werden.

Inkompletter Rektumprolaps
Therapie ohne Operation

Kompletter Rektumprolaps
Empfehlung zur Operation

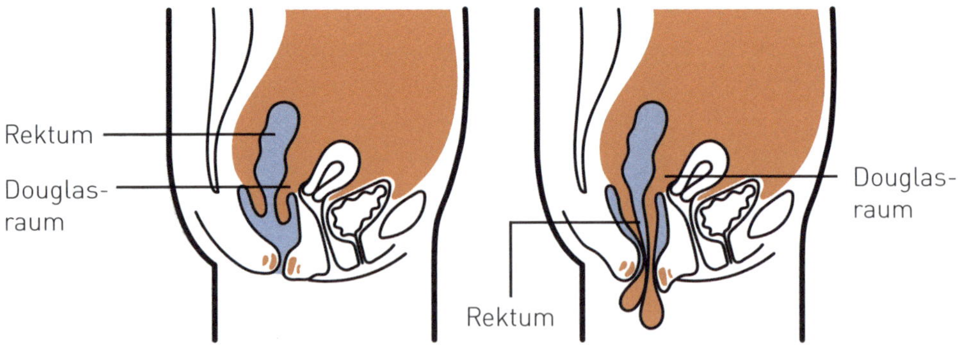

Inkompletter und kompletter Rektumprolaps

KEEP IT SIMPLE!

Die Untersuchung auf dem proktologischen Untersuchungsstuhl hat meist wenig mit der natürlichen Körperhaltung beim Stuhlgang zu tun. Der Stuhl wird so positioniert, dass die Beine meist höher sind als der Kopf. Nicht jede*r Patient*in kann in dieser Position entspannt pressen. Sollte es doch gehen, bedingt die Schwerkraft manchmal, dass sich trotz typischer Krankengeschichte auf dem Untersuchungsstuhl kein Vorfall reproduzieren lässt. In solchen Fällen sollte die Untersuchung auf dem sogenannten Spiegelstuhl erfolgen. Es handelt sich hier um einen Toilettenstuhl, an dessen Boden sich ein schräger Spiegel befindet. So wird beim Pressversuch eine halbwegs normale Körperhaltung eingenommen. Liegt wirklich ein Prolaps vor, lässt er sich spätestens auf dem Spiegelstuhl diagnostizieren. Eine Kernspintomografie zur Diagnose eines Prolapses ist nur in ausgewählten Fällen notwendig.

Wenn man sich vorstellt, wie die Untersuchung abläuft, sind vermutlich die wenigsten besonders erpicht auf eine Vorstellung in der proktologischen Sprechstunde. Aber gerade beim Vorfall ist eine möglichst frühe Diagnose wichtig, um weiteren Schaden abzuwenden und eine möglichst hohe Lebensqualität zu erhalten. Viele Betroffene plagen sich über Jahre mit Beschwerden, bis sie letztendlich von einer kompletten Inkontinenz für festen Stuhl in die Sprechstunde gezwungen werden. Solltest du das Gefühl haben, bei dir könnte sich ein Gewebsvorfall entwickeln, vergiss deine Scham und stelle dich in deinem eigenen Interesse im Zweifel bei einer proktologisch tätigen Person vor.

DARMKREBS – VORSICHT IST BESSER ALS NACHSICHT

Leider kann es, wie bei jedem anderen Organ, auch am Darm dazu kommen, dass Zellen entarten und bösartige Geschwüre entstehen. Niemand beschäftigt sich gerne mit Krebs. Im Fall von Darmkrebs besteht die besondere Konstellation, dass er zum einen relativ häufig ist. Zum anderen sind die Behandlungschancen bei einer rechtzeitigen Diagnose ausgezeichnet. Nachdem dieses Buch nicht nur der Unterhaltung, sondern auch der Aufklärung dienen soll, bitte ich dich: Mach dir für die nächsten paar Seiten die Mühe, dich kurz mit diesem unangenehmen Thema auseinanderzusetzen, damit du weißt, wann die Früherkennung für Darmkrebs durchgeführt werden sollte und warum diese so wichtig ist.

DARMKREBS – EINE DER HÄUFIGSTEN KREBSERKRANKUNGEN

Jede achte Krebserkrankung in Deutschland betrifft entweder den Dick- oder den Mastdarm. Jährlich wird bei etwa 60 000 Menschen in der Bundesrepublik ein bösartiger Tumor im Bereich des Darmtrakts diagnostiziert. Bei Männern ist die häufigste bösartige Erkrankung Prostatakrebs, gefolgt von Darm- und Lungenkrebs auf Platz zwei. Bei Frauen stellt die häufigste Tumorart der Brustkrebs dar. Auch hier schaffen es Darm- und Lungenkrebs auf die Folgeplätze.[78] Das Erkrankungsrisiko nimmt jeweils ab dem 55. Lebensjahr zu.

VORSORGE! VORSORGE! VORSORGE!

Deshalb sieht das Früherkennungsprogramm, welches im Jahr 2002 eingeführt wurde, bei Personen ab 50 Jahren die jährliche Durchführung eines Haemoccult®-Tests vor (Stuhl wird auf Filterpapier gegeben, um nicht sichtbares Blut zu detektieren, siehe Seite 26). Zudem wird bei Männern ab 50 Jahren und bei Frauen ab 55 Jahren eine Darmspiegelung (Koloskopie) zur Vorsorge empfohlen. Ziel der Vorsorge ist, kleine Geschwülste, die bei weiterem Wachstum und Entartung zu Darmkrebs werden können, vorsorglich zu entfernen. Damit kann die Entstehung von Darmkrebs verhindert werden. Von der Einführung 2002 bis zum Jahr 2012 konnten so in diesem Zeitraum 180 000 Krebserkrankungen verhindert werden. Zudem wurden etwa 40 000 Tumore in einem früheren Stadium diagnostiziert, was für die

Betroffenen bessere Heilungschancen bedeutete. Bei der Koloskopie kommt es lediglich bei zwei von 1000 Untersuchungen zu Komplikationen, dies sind üblicherweise Blutungen.[79] Damit ist die Darmspiegelung eine sichere Untersuchungsmethode. Man sollte sich durch Beschwerdefreiheit allerdings nicht in Sicherheit wiegen, denn die Vorstufen oder frühen Stadien von Darmkrebs führen nicht zu Symptomen. Die klassischen Beschwerden wie Blut im Stuhl, Veränderung der Stuhlgewohnheiten – Verstopfung oder Durchfall –, Leistungsknick oder Gewichtsverlust können lange fehlen oder werden manchmal auch anderen Umständen zugeschrieben. Sollten derartige Beschwerden vor dem 55. Lebensjahr auftreten, ist selbstverständlich ebenfalls eine Darmspiegelung durchzuführen. Immerhin zehn Prozent der Krebserkrankungen von Dick- und Mastdarm treten vor dem 55. Lebensjahr auf. Das Unangenehmste an der Untersuchung für die meisten ist wohl das Trinken der zwei Liter Abführlösung am Vortag der Untersuchung, wobei diese auch mit verschiedenen Geschmäckern verfügbar ist. In der Summe stellt aber die Darmspiegelung mit all ihren Anforderungen im Vergleich zu einer spät diagnostizierten Krebserkrankung sicher das kleinere Übel dar.

RISIKOFAKTOREN FÜR DIE ENTSTEHUNG VON DARMKREBS

Die Risikofaktoren, die zur Entstehung von Darmkrebs führen, sind teilweise beeinflussbar, aber auch einfach gegeben. Zu den beeinflussbaren Risikofaktoren zählen vor allem die Eigenheiten des westlichen Lebensstils. Rauchen, Übergewicht, Konsum von rotem oder verarbeitetem Fleisch, Bewegungsmangel und ballaststoffarme Ernährung erhöhen allesamt das Risiko, an Darmkrebs zu erkranken.

Andere Faktoren können nicht verändert werden und müssen als gegeben akzeptiert werden. Es gibt zum Beispiel genetische Konstellationen, welche die Entstehung von Dickdarmkrebs wahrscheinlicher machen. Man hat aber auch ein erhöhtes Risiko zu erkranken, wenn ein Familienangehöriger ersten Grades (Eltern, Geschwister) betroffen ist. In solchen Fällen sollte die erste Darmspiegelung zehn Jahre vor dem Erkrankungsalter des Angehörigen durchgeführt werden, um einer Tumorentstehung rechtzeitig vorzubeugen. Weiter haben Personen mit chronisch entzündlichen Darmerkrankungen *(Morbus Crohn* und *Colitis ulcerosa)* ein erhöhtes Risiko, Darmkrebs zu entwickeln.

WIE DARMKREBS FESTGESTELLT WIRD

Wird bei jemandem während der Darmspiegelung ein verdächtiger Befund gesehen, werden von der auffälligen Stelle des Darms Proben genommen und in die Pathologie gesandt. Innerhalb weniger Tage wird festgestellt, ob es sich tatsächlich um einen bösartigen Tumor handelt. Die Wartezeit auf die Rückmeldung aus der Pathologie ist für viele Leute der schlimmste Teil der Vorsorge. Glücklicherweise ergibt sich häufig ein gutartiger Befund. Bestätigt sich jedoch die Diagnose Darmkrebs, schließt sich das sogenannte Staging an. Hier erfolgt durch unterschiedliche diagnostische Verfahren die Einordnung in ein Tumorstadium, auf dessen Grundlage die Entscheidung zur weiteren Therapie getroffen wird. Zu diesen Untersuchungen gehören beim Dickdarmkrebs *(Kolonkarzinom)* ein Ultraschall des Bauchraums, eine Röntgenuntersuchung der Lunge sowie die Bestimmung von Blutwerten, die bei speziellen Tumorarten erhöht sein können. Diese sogenannten Tumormarker sind Stoffe, die vom Tumor selbst ins Blut abgegeben werden oder vom Körper als Reaktion auf eine bösartige Erkrankung produziert werden. Sie haben ihren Sinn weniger in der Diagnosestellung. Die Marker dienen in den Jahren nach der Tumorerkrankung der Verlaufskontrolle in den Nachsorgeuntersuchungen. Beim Mastdarmtumor *(Rektumkarzinom)* ist für die Therapieentscheidung zusätzlich eine Kernspintomografie des Beckens und eine Rektoskopie erforderlich, da die genaue Lokalisation hier für die Art der Operation relevant ist. Hintergrund dieser diagnostischen Einordnung ist, dass in 20 Prozent der Fälle bei der Erstdiagnose Darmkrebs bereits bösartige Absiedelungen *(Metastasen)* vorliegen.[80] Dies bedeutet nicht, dass der Krebs dann nicht behandelbar ist. Es ergibt sich aber möglicherweise eine bestimmte Reihenfolge verschiedener Behandlungsschritte.

OFT KANN DARMKREBS DURCH EINE OPERATION GEHEILT WERDEN

Die Therapie von Dickdarmkrebs setzt sich, je nach Tumorstadium, aus verschiedenen Komponenten zusammen. Entdeckt man den Tumor früh bei einer Darmspiegelung, wird er manchmal direkt während der Untersuchung abgetragen. Stellt man bei der pathologischen Untersuchung fest, dass es sich tatsächlich um ein frühes Stadium handelt – Krebszellen beschränken sich auf oberflächliche Schichten der Schleimhaut –, und sind alle bösartigen Zellen komplett entfernt, ist damit manchmal schon die komplette Therapie erfolgt. Dringt der Tumor im Rahmen seines Wachstums in tiefere Schichten der Darmwand vor, steigt das Risiko, dass sich bösartige Zellen in die ersten Filterstationen des Körpers, die Lymphbahnen, absiedeln. In diesem Fall ist eine Operation zur Heilung erforderlich, in der die Lymphbahnen und Lymphknoten des betroffenen Abschnitts entfernt werden, um so das Risiko für das spätere Auftreten von Metastasen zu reduzieren. Hierbei werden etwa 40 bis 60 Zentimeter Dickdarm (von etwa 100 bis 150 Zentimetern) entfernt. Die beiden offenen Darmenden werden wieder aneinandergenäht, damit der Stuhl seinen Weg zum Ausgang findet. Damit geht keine Einschränkung der weiteren Lebensqualität einher. Man kann danach alles problemlos essen und trinken.

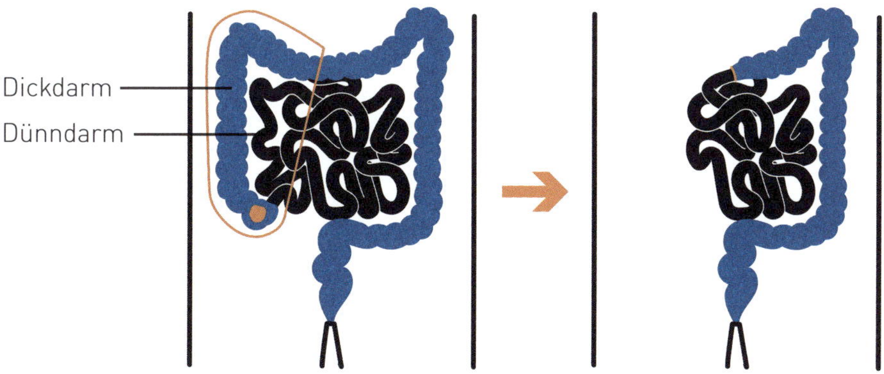

Entfernung eines Tumors im Dickdarm auf der rechten Seite durch Vernähen des Dünndarms mit dem queren Dickdarm

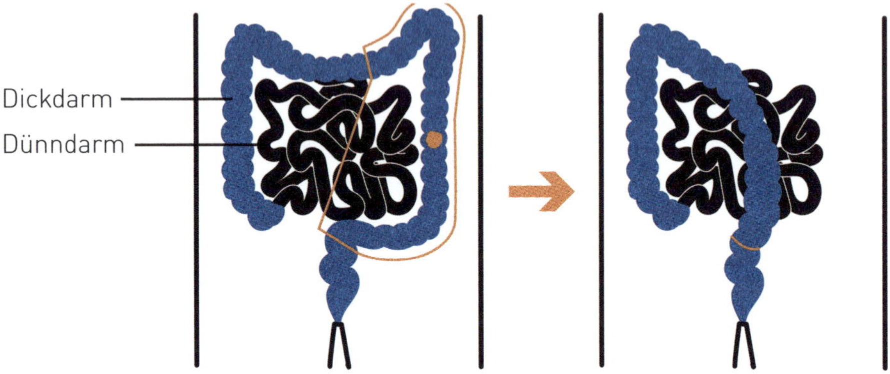

Entfernung eines Tumors im Dickdarm auf der linken Seite durch Vernähen des Dickdarms mit dem oberen Mastdarm

AUCH BÖSARTIGE ABSIEDELUNGEN SIND GUT BEHANDELBAR

Liegen bereits Absiedelungen bei der Diagnosenstellung vor, besteht, je nach Anzahl, Lokalisation und Größe, die Möglichkeit, diese im Rahmen einer Operation mit zu entfernen oder zunächst eine Chemotherapie zu machen, um diese zu verkleinern oder im besten Fall komplett verschwinden zu lassen.

SONDERSTELLUNG DES MASTDARMTUMORS (REKTUMKARZINOM) IN DER DARMKREBSBEHANDLUNG

Der Mastdarm nimmt in der Therapie des Darmkrebses eine Sonderstellung ein. Bei der Operation von Rektumtumoren ist es besonders wichtig, dass der tumortragende Darmabschnitt komplett entfernt wird, das heißt inklusive der umgebenden Fettschicht. Der erste Grund für die Sonderstellung des Mastdarms ist, dass in manchen Fällen vor einer Tumoroperation eine Chemotherapie sowie eine Bestrahlung notwendig sind, um den Tumor zu verkleinern. Sieht man in der Kernspintomografie des Beckens bereits einen Durchbruch der Hüllschicht um den Mastdarm und sein umgebendes Fett, sollte eine solche Vorbehandlung erfolgen. Hiernach ist die Wahrscheinlichkeit höher, bei einer Operation sämtliche Anteile des Tumors komplett zu entfernen. Zeigt sich in der Kernspintomografie kein Durchbruch der Hüllschicht des Mastdarm, erfolgt direkt eine Operation zur Entfernung des betroffenen Darmabschnitts. Der zweite Grund für die Sonderstellung des Mastdarms ist, dass in den meisten Fällen bei Entfernung von Mastdarmanteilen und Wiederherstellung der Durchgängigkeit des Darmrohrs ein vorübergehender künstlicher Darmausgang *(Stoma)* angelegt werden muss. Eine neue Darmverbindung ist aufgrund der Anatomie und der Durchblutungssituation umso gefährdeter dafür, undicht zu werden, je näher diese am After ist. Daher wird üblicherweise bei Tumoren, die in den letzten zwei Dritteln des Mastdarms liegen (letzte zwölf Zentimeter), an einer vorgeschalteten Stelle, im Bereich des Dünndarms, kurz vor Eintritt in den Dickdarm, der Darm zur Hälfte eröffnet und in die Bauchdecke eingenäht. Es wird dann ein Auffangbeutel auf die Bauchdecke geklebt, in den der Stuhl hineinläuft. Im Fall einer Undichtigkeit im Bereich der neuen Darmverbindung des Rektums tritt hier kein Stuhl in die Bauchhöhle aus, und so wird das Risiko für eine Bauchfellentzündung reduziert. Der künstliche Darmausgang wird dann mit einer kleineren Operation, etwa drei Monate nach der Operation zur Tumorentfernung, wieder verschlossen. Im Anschluss findet der Stuhlgang wieder seinen üblichen Weg.

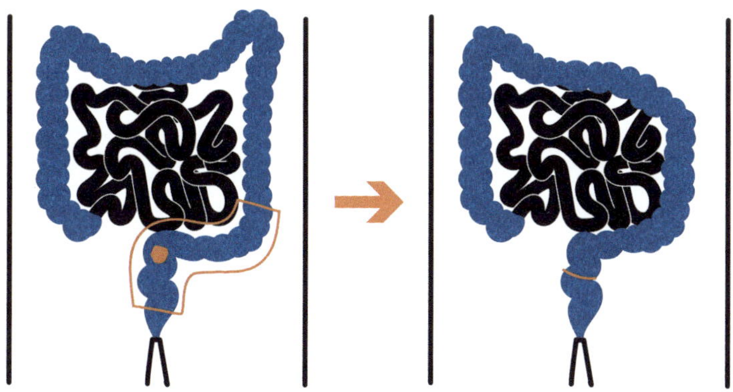

Entfernung eines Tumors im Mastdarm durch Vernähen des Dickdarms mit dem Mastdarm

Nach einer erfolgreich abgeschlossenen Behandlung sind regelmäßige Nachkontrollen durch Tumormarker im Blut und Ultraschalluntersuchungen notwendig, um bei einem Rückfall schnell reagieren zu können. Diese Untersuchungen finden anfangs alle sechs Monate statt. Nach fünf Jahren ist die Nachsorge abgeschlossen und man gilt definitiv als geheilt.

Nachdem du nun weißt, was die Diagnose Darmkrebs alles so mit sich bringen kann, gehe noch mal in dich und überlege, ob du nicht doch lieber zur Vorsorge eine Darmspiegelung vornehmen lassen möchtest. Im Vergleich zu den verschiedenen Behandlungsmethoden zur Therapie von ausgewachsenem Krebs scheint die vorsorgliche Abtragung von Vorstufen im Rahmen einer Darmspiegelung das kleinere Übel zu sein.

DER KÜNSTLICHE DARMAUSGANG – AB DURCH DEN SEITENAUSGANG

In Deutschland leben aktuell etwa 150 000 Menschen mit einem künstlichen Darmausgang (*Stoma* oder *Anus praeter*, kurz AP).[81] Bekommen Patienten und Patientinnen im Rahmen einer Operation ein Stoma (griechisch für Mund oder Öffnung) angelegt, ist das zunächst ein gravierender Einschnitt in das Leben der Betroffenen, unabhängig davon, ob der Ausgang vorübergehend oder dauerhaft ist. Dennoch lässt sich nach einer gewissen Anpassungsphase ein weitgehend normales Leben führen. Entgegen gängiger Annahmen, dass nur alte und pflegebedürftige Personen oder jene, bei deren Operation es zu Komplikationen gekommen ist, ein Stoma bräuchten, gibt es einige Erkrankungen, in deren Verlauf ein künstlicher Darmausgang notwendig werden kann. Nicht nur im Rahmen von Operationen an Mastdarmtumoren oder Analfisteln kann das Stoma eine nicht verzichtbare Komponente sein, sondern auch bei chronischen Darmerkrankungen wie *Morbus Crohn* und *Colitis ulcerosa* ist es manchmal die letzte Chance auf ein Leben mit wenig Beschwerden und hoher Lebensqualität. Manchmal stellt auch bei jüngeren Betroffenen mit Anfang 20 die operative Anlage eines dauerhaften künstlichen Darmausgangs die beste Behandlungsoption dar.

EINE LEBEN MIT KÜNSTLICHEM DARMAUSGANG IST OHNE EINSCHRÄNKUNGEN MÖGLICH

Vor einer Operation am Darm ist der künstliche Darmausgang die größte Sorge vieler Erkrankten. Man hat bei einigen Personen den Eindruck, sie würden lieber auf eine lebensrettende Operation verzichten, als (kurzfristig) mit einem künstlichen Darmausgang leben zu müssen. Wenn man wählen könnte, mit oder ohne künstlichen Darmausgang zu leben, würden sich die meisten vermutlich gegen das Stoma entscheiden. Leider hat man manchmal keine andere Wahl. In der täglichen klinischen Arbeit in der Bauchchirurgie lernt man regelmäßig Patienten und Patientinnen jeglichen Alters kennen, die schon Monate oder Jahre mit einem künstlichen Darmausgang leben und dabei keinerlei Einschränkung im täglichen Leben erfahren. Oft ist der künstliche Darmausgang nach bestimmten Operationen ohnehin nur für wenige Monate notwendig und wird dann mit einer Operation wieder verschlossen, um die normale Magen-Darm-Passage wieder herzustellen. Für viele bietet ein künstlicher Darmausgang die Möglichkeit, lebensrettende Operationen überhaupt erst möglich zu machen. Andere wiederum erleben durch die Anlage eines künstlichen Darmausgangs einen Zugewinn an Lebensqualität, zum Beispiel bei analer Inkontinenz. Um das Stoma etwas schätzen zu lernen, hilft vielleicht ein erneuter Blick in die Vergangenheit.

DER KÜNSTLICHE DARMAUSGANG IN DER GESCHICHTE

Bereits 350 vor Christus führte der griechische Arzt Praxagoras von Kos aufgrund eines Darmverschlusses vermutlich eine der ersten Operationen durch, bei der ein künstlicher Darmausgang angelegt wurde. Wie erfolgreich diese Operation für den Betroffenen ausging, ist nicht überliefert. Betrachtet man aber die Überlebensraten derartiger Operationen circa 2000 Jahre nach dem ersten Versuch, ist schwer vorstellbar, dass Praxagoras' Patient lange überlebte.[82] Der französische Arzt Pillore legte 1776 bei einem Patienten mit einem Darmverschluss aufgrund eines Mastdarmtumors erfolgreich ein Stoma im Bereich des Zökums – am Anfang des Dickdarms – an. Der Stuhl konnte so über die Bauchdecke ablaufen und der Darmverschluss war behoben beziehungsweise wurde umgangen. Im Vorfeld wurde der Patient leider mit Quecksilbereinläufen als Heilversuch des Tumors behandelt, sodass der Patient vier Wochen nach der Operation, vermutlich an den Folgen der Quecksilbervergiftung, starb.[83] Wesentlich erfolgreicher gestaltete sich 1793 der Eingriff des französischen Chirurgen Duret. Er behandelte ein drei Tage altes Kind, das mit einer Analatresie geboren wurde. Dabei ist die Öffnung des Afters nicht ausgebildet und damit verschlossen. Man wird also mit einem Darmverschluss geboren. Diesem Kind wurde der Dickdarm an der Bauchdecke ausgeleitet und damit das Leben gerettet. Der Patient wurde anstatt weniger Tage 45 Jahre alt, was für die damalige Zeit ohnehin ein respektables Alter war.[84] Der Eingriff war aber noch nicht ganz ausgereift. Der Arzt Jean Zuléma Amussat untersuchte 1839 die bisher durchführten Eingriffe, bei denen ein künstlicher Darmausgang angelegt wurde. Dabei stellte er fest, dass nur 9 von 29 Operierten überlebt hatten.[85] Die Ergebnisse besserten sich erst, nachdem der österreichisch-ungarische Arzt Ignaz Semmelweis nach einer scharfsinnigen Beobachtung als Erster die Desinfektion in der Klinik einführte. Dem Mediziner und Geburtshelfer war die hohe Sterblichkeit von Frauen im Wochenbett aufgefallen. Von 208 Frauen starben nach den Aufzeichnungen von Semmelweis 36 an Kindbettfieber im Krankenhaus. Der Tagesablauf in der Klinik führte dazu, dass die behandelnden Ärzte und Studenten unmittelbar vor der Untersuchung der Frauen oft im Sektionssaal Leichen untersuchten. Vor der Untersuchung der Frauen wuschen sich die Mediziner ihre Hände, wenn überhaupt, lediglich mit Seife. Nachdem Semmelweis auf seiner Station die Desinfektion mit Chlorkalk vor jeder Untersuchung einführte, konnte die Sterblichkeitsrate der Frauen von 12,3 Prozent im Jahr 1847 auf 1,3 Prozent im Jahr 1848 gesenkt werden. Auch wenn Ignaz Semmelweis zu Lebzeiten von den großen Medizinern seiner Zeit belächelt oder sogar für einen Spinner gehalten wurde, war das die Geburtsstunde der

Asepsis (griechisch: Keimfreiheit)[86], also den Maßnahmen zur Reduktion von potenziellen Krankheitserregern im Rahmen medizinischer Behandlungen.[87] Im Laufe des 19. Jahrhunderts kam es also immer häufiger dazu, dass zuvor Todgeweihte, zum Beispiel bei Darmverletzungen oder Darmverschlüssen, durch die Anlage eines künstlichen Darmausgangs gerettet werden konnten. Mit steigender Überlebenschance entstand aber zunehmend die Frage nach einer sozial verträglichen Versorgung des Stomas. Anfangs wurde versucht, eine gezielte Darmentleerung durch Einläufe in das Stoma herbeizuführen. Trotzdem kam es zu außerplanmäßigen Entleerungen dazwischen und dementsprechend zu Belästigung durch Sekret und Geruch. Das Schwierige dabei war, den Übergang vom Stoma in den Auffangbehälter abzudichten. Nachdem Behälter aus allen Materialien ausprobiert wurden, die mehr oder eher weniger dicht waren, gab es ab 1935 die erste zweiteilige Stomaversorgung, bestehend aus einem Gummigurt um den Bauch und einem Auffangbeutel aus Gummi. Auch diese Lösung war nicht zu 100 Prozent dicht, da der Gummi mit der Zeit spröde wurde.[88] Für damalige Verhältnisse war man aber schon recht nah an den heutigen Lösungen. Eine wirkliche Erfolgsgeschichte waren aber die Ideen des Chirurgen Edward Hughes und der ersten australischen Stomatherapeutin Elinor Kyte. Sie entwickelten dicht haftende Stomaversorgungen, indem sie sich eines Pflasters aus der Zahnheilkunde bedienten. Dieses hielt nicht nur dicht, sondern schützte auch die Haut um den künstlichen Darmausgang. Schnell wurde die Idee von der Industrie aufgegriffen und das Verbandsmaterial an die Bedürfnisse von Stomaträger*innen angepasst sowie kommerziell vertrieben.[89] Neben zahlreichen anderen Auszeichnungen, die der Chirurg erhielt, wurde Edward Hughes für seine Leistungen von Königin Elisabeth II. von England zum Ritter geschlagen. Ende der 70er-Jahre wurden dann auch erste Strukturen für die Ausbildung von Stomatherapeuten und -therapeutinnen etabliert. Diese Zusatzausbildung, die meist von Krankenschwestern gemacht wurde, konnte ab 1978 an der Universitätsklinik in Düsseldorf absolviert werden.[90] Es entstanden auch erste Selbsthilfegruppen für Stomaträger*innen. Bei der Unterstützung von Personen mit Stoma leisten diese Gruppen bis heute einen großen Beitrag zu der Bewältigung psychischer und sozialer Konsequenzen des künstlichen Darmausgangs.

DER KÜNSTLICHE DARMAUSGANG HEUTE

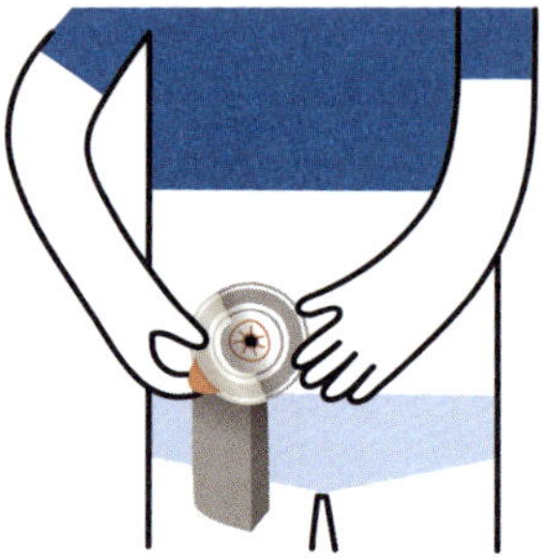

Stomaversorgung mit Kunststoffplatte und Auffangbeutel

Heute setzt sich eine Stomaversorgung meist aus zwei wesentlichen Komponenten zusammen. Um den künstlichen Darmausgang wird zunächst eine selbstklebende Kunststoffplatte angebracht. Auf diese Platte wird die zweite Komponente, ein ausstreichbarer, blickdichter Beutel, über einen ringförmigen Verschlussmechanismus aufgesetzt. Die Beutel beinhalten spezielle Filter zur Neutralisierung des Geruchs. Optional wird bei ausladenden Bäuchen ein zusätzlicher Stoffgurt um den Bauch getragen. Außerdem gibt es noch die Möglichkeit, über den Beutel einen Vliesüberzug zu ziehen, um die Reibung auf der Haut zu reduzieren und damit den Tragekomfort deutlich zu erhöhen.[91]

DIE IRRIGATION ALS ALTERNATIVE ZUM STOMABEUTEL

Als Alternative zur Beutelversorgung des künstlichen Darmausgangs besteht auch die Möglichkeit der Irrigation. Hierbei verabreicht sich die Person mit dem künstlichen Darmausgang morgens einen Einlauf in das Stoma, sodass der Darm weitergehend leer ist. Anschließend wird das Stoma durch ein Spezialplaster einfach zugeklebt und die stomatragende Person hat den ganzen Tag Ruhe.

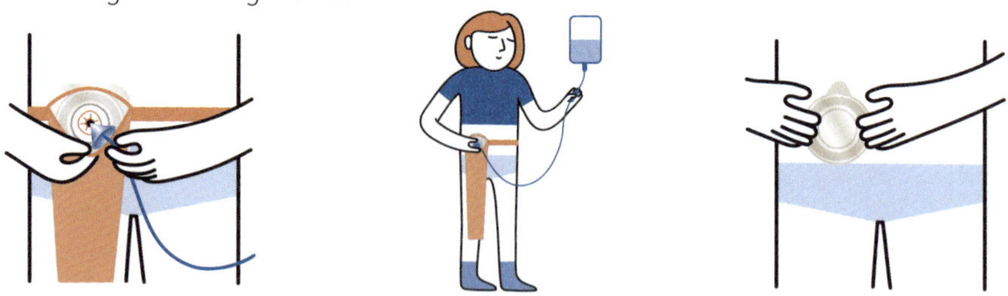

Irrigation: Morgens wird der Darm mittels Einlauf komplett entleert

WICHTIGE UNTERSCHEIDUNGEN BEIM KÜNSTLICHEN DARMAUSGANG

Bei den unterschiedlichen Stomaarten wird zunächst zwischen vorübergehendem und dauerhaftem künstlichen Darmausgang unterschieden. Weiter ist wichtig, welcher Darmabschnitt an der Bauchdecke ausgeweitet wird. Hier kann entweder der Dick- oder der Dünndarm ausgeleitet werden. Die Erkrankungen, die dazu führen können, dass ein künstlicher Darmausgang benötigt wird, haben unterschiedliche Ursachen und können jede Altersklasse betreffen. Ein häufiger Grund für einen vorübergehenden künstlichen Darmausgang ist die Entfernung des Mastdarms bei einem Tumor oder die Entfernung des Darmabschnitts vor dem Mastdarm *(Sigma)* aufgrund einer Entzündung oder eines Darmdurchbruchs. Nachdem der Darmabschnitt entfernt wurde, werden die beiden offenen Darmenden wieder miteinander verbunden. Bei neuen Darmverbindungen im Bereich des Mastdarms, beziehungsweise knapp oberhalb, kommt es in manchen Fällen zu kleinen Undichtigkeiten der neuen Darmverbindung. Damit aus diesem potenziellen Leck im Darm dann kein Stuhl in die Bauchhöhle austritt, wovon man schwer krank werden würde, wird dieser bereits vorher am Dünndarm über die Bauchdecke ausgeleitet. Man spricht hier von einem protektiven Ileostoma, also einem Stoma, bei dem das Ileum, ein Teil des Dünndarms, ausgeleitet wird. »Protektiv« beschreibt hier den Umstand, dass es vorsorglich, sozusagen als Sicherheitsmaßnahme, angelegt wird. Manchmal wird ein solches Stoma auch bei der Operation komplexer Analfisteln benötigt. Nachdem der Darminhalt im Bereich des Dünndarms noch sehr viel Wasser enthält, ist es für Patienten und Patientinnen mit einem künstlichen Ausgang des Dünndarms besonders wichtig, den Stuhl durch Einnahme von Flohsamenschalen dickflüssiger zu machen, um einem zu großen Verlust von Wasser vorzubeugen. Etwa nach drei Monaten beziehungsweise nach Abheilen der Wunden der Erstoperation kann der künstliche Darmausgang mit einer erneuten Operation wieder verschlossen werden.

Tumore des Mastdarms sehr nah am After oder Tumore des Afters selbst machen nach deren operativer Entfernung manchmal die Anlage eines dauerhaften künstlichen Darmausgangs notwendig. Genauso kann bei einer Darmoperation an anderer Stelle des Darms in Verbindung mit einer vorbestehenden Inkontinenz die Anlage eines Stomas sinnvoll sein. Hier sollte dann der Dickdarm durch ein sogenanntes Kolostoma ausgeleitet werden, um zu hohe Flüssiskeitsverluste wie beim künstlichen Ausgang des Dünndarms zu vermeiden. Ein weiterer Anlass für die Anlage eines Dickdarmstomas wäre beispielsweise ein Darmdurchbruch mit Bauchfellentzündung. Hierbei kommt es durch ein Loch im Darm zum Austritt von Stuhl in die Bauchhöhle, wodurch eine Entzündung entsteht. Dabei sind die Betroffenen schwer krank und müssen in der Regel auf einer Intensivstation behandelt werden. Unter diesen Bedingungen hätte eine neue Darmverbindung nach Entfernung des geschädigten Darmabschnitts schlechte Heilungsschancen. Außerdem ist es in solchen Situationen wichtig, eine Operation möglichst kurz zu gestalten. Der Körper hat mit einer schweren Entzündung zu kämpfen, weshalb jede Verlängerung einer Operation eine unnötige Belastung darstellen würde. Dann wird anstatt einer neuen Darmverbindung der Darm über die Bauchdecke ausgeleitet. Wenn sich der oder die Betroffene von dem Eingriff erholt hat, wird der künstliche Ausgang des Dickdarms rückgängig gemacht.

Bei Patienten und Patientinnen mit chronisch entzündlicher Darmerkrankung (*Morbus Crohn* oder *Colitis ulcerosa*) kommt es dazu, dass man die Entzündung

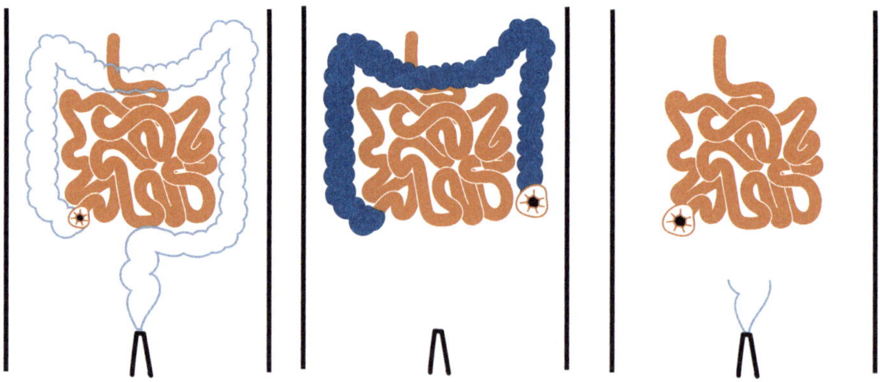

Doppelläufiges Ileostoma (links), endständiges Kolostoma (Mitte) und endständiges Ileostoma (rechts)

des Darms mit Medikamenten nicht in den Griff bekommt, sodass dann nach Entfernung des betroffenen Darms ein künstlicher Darmausgang angelegt wird. Dies mündet manchmal sogar in der Entfernung des kompletten Dickdarms. Dann wird ein dauerhaftes Stoma des Dünndarms angelegt. Es gibt immer wieder Patienten und Patientinnen, die bei einem solchen Eingriff erst Anfang 20 sind. Auch in diesem Zustand ist ein erfülltes Leben ohne jegliche Einschränkung möglich.

DER KÜNSTLICHE DARMAUSGANG ALS CHANCE

Die Versorgungslage von Stomaträger*innen ist heutzutage besser denn je. Egal ob vorübergehend oder dauerhaft, mit einem künstlichen Darmausgang lässt sich ein völlig uneingeschränktes Leben führen. Wenn du es nicht möchtest, bekommt niemand in deinem sozialen Umfeld mit, dass die Verdauung bei dir einen etwas anderen Weg geht. Keiner sieht, hört oder riecht etwas von deinem *Anus praeter*. Du kannst Sport machen, schwimmen, in die Sauna gehen, Sexualität erleben, lediglich der Beutel deutet darauf hin. Ein künstlicher Darmausgang wird nur angelegt, wenn keine andere Möglichkeit besteht. Für manche Personen bedeutet das Stoma, unabhängig von der medizinischen Notwendigkeit, sogar eine Verbesserung des täglichen Soziallebens. Ohne ständige Bauchbeschwerden oder Inkontinenz können einige Betroffene erst durch Anlage eines Stomas wieder regulär am Sozialleben teilnehmen. Auch wenn der künstliche Darmausgang immer noch mit einem gewissen Stigma belegt ist, kommt dessen Vorhandensein immer mehr in der Mitte der Gesellschaft an. In den sozialen Medien gibt es bereits unzählige Accounts, die ein Leben mit dem Stoma selbstbewusst und offen dokumentieren. Von Selbsthilfegruppen, guten Stomatherapeuten und -therapeutinnen und den unzähligen Angeboten im Internet profitieren wiederum Betroffene, die vor einem Eingriff mit potenzieller Anlage eines künstlichen Darmausgangs stehen.

AB DURCH DIE HINTERTÜR –

was es bei Analsex zu beachten gibt

4

Bereits bei den alten Griechen war Analverkehr fester Bestandteil der Sexualität. Diese sexuelle Praxis ist auch heutzutage sowohl bei Homo- als auch Heterosexuellen Teil des normalen Spektrums der sexuellen Bandbreite. Um hierbei einen erfüllenden Lustgewinn zu erleben, gibt es einiges zu beachten. Neben praktisch-mechanischen Überlegungen sollte man auch die erogenen Zonen bei Frau und Mann kennen.

Und genauso wie bei allen anderen Sexualpraktiken gilt es auch hier, der Ansteckung mit übertragbare Krankheiten vorzubeugen. Zu guter Letzt wird man als Proktologe oder Proktologin auch immer wieder mit den sogenannten »lost objects« konfrontiert. Welche Gegenstände im Rahmen von erotischer Stimulation schon mal verloren gegangen sind, erfährst du in diesem Kapitel.

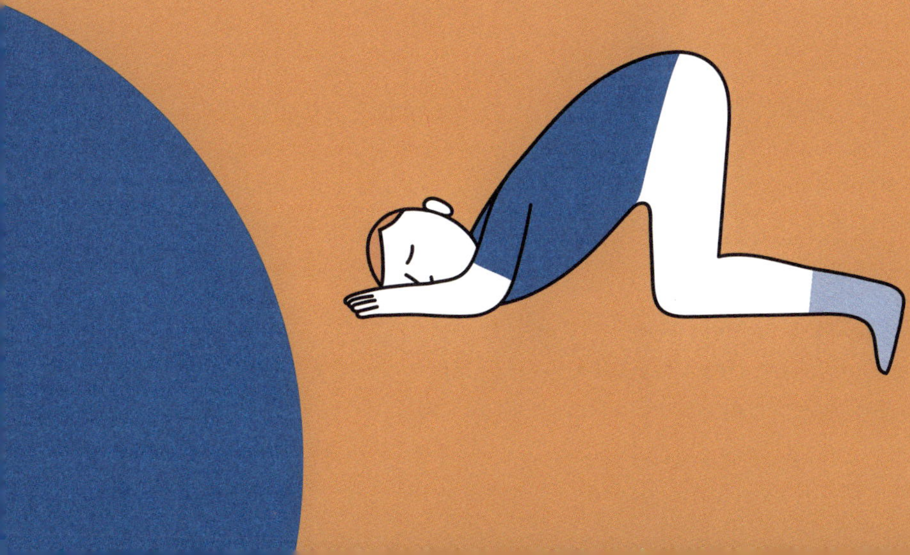

DAS HUMANE PAPILLOMAVIRUS – UND DESSEN BUCKLIGE VERWANDTSCHAFT

Beim *Humanen Papillomavirus* (HPV) handelt es sich um ein Virus, das sexuell übertragen wird und so zu unterschiedlichen Erkrankungen führen kann. Im besten Fall merkt man nichts von dessen Übertragung. Im zweitbesten Fall entstehen sogenannte Feigwarzen *(Condylomata acuminata)*. Diese sind zwar unschön und lästig, es gibt aber gute Behandlungsoptionen. Im schlechtesten Fall kann durch das Virus die Entstehung bestimmter Krebsarten begünstigt werden. Frauen ist das HP-Virus meist ein Begriff, da es zu Gebärmutterhalskrebs führen kann. In der Gynäkologie erfolgt daher eine Vorsorge durch den berühmten PAP-Abstrich.[92] Proktologisch relevant ist das Virus, da sich die Feigwarzen im Bereich des Afters zeigen können, aber auch weil HPV analog zum Gebärmutterhalskrebs der Frau zu Analkrebs führen kann. Bei den genannten Tumorarten handelt es sich also im weitesten Sinn um sexuell übertragbare Erkrankungen, weshalb sich jede*r mit deren Entstehung und vor allem mit deren Vorbeugung auseinandersetzen sollte.

VERSCHIEDENE VIRUSTYPEN MIT UNTERSCHIEDLICHER AUSPRÄGUNG

Es gibt unter den HP-Viren 200 verschiedene, die unterschiedlich bösartig sind. Manche verursachen lediglich Warzen oder gutartige Hauttumore. Andere sind dafür prädestiniert, Krebs zu verursachen. Die häufigsten Subtypen werden dabei in Niedrig-Risiko- und Hoch-Risiko-Typen eingeteilt, wobei zum Beispiel HPV Typ 16 und 18 besonders relevant sind für die Entstehung bösartiger Haut- oder Schleimhauttumore. Eine Erhebung aus dem Jahr 2011 hat gezeigt, dass 35 Prozent der Frauen im Alter zwischen 20 und 25 Jahren mit einem HPV-Typ mit krebserregendem Potenzial infiziert sind.[93] Kommt es nun beim Geschlechtsverkehr zu einer Infektion mit dem HP-Virus, läuft diese im besten Fall ohne Beschwerden ab. Nach einer Inkubationszeit von drei bis acht Wochen kann es zur Ausbildung von Feigwarzen kommen. Diese können sich im Bereich des Genitals, des Afters, aber auch im Bereich der Mundhöhle oder des Rachens manifestieren. Die Warzen können von wenigen Millimetern bis zu wenigen Zentimetern in der Größe variieren. Häufig treten sie in Form von Nestern auf und können sich als rötliche öder braune Warzen bei der Frau im Bereich der Schamlippen, der Vagina oder des Gebärmutterhalses und beim Mann im Bereich des Penis oder des Afters ausbreiten. Dabei muss eine Ausbreitung am äußeren After nicht zwingend durch passiven Analverkehr erklärt sein. Die Vermehrung und Ausbreitung der Warzen macht einen Befall des äußeren Afters auch ohne Analverkehr möglich. Die Hautanhängsel machen kaum Beschwerden. Gelegentlich besteht ein Nässegefühl oder Jucken, Schmerzen eher weniger. Heilen die Warzen nicht spontan ab, kann je nach Befallsmuster oder Lokalisation eine Therapie durch Salben oder eine operative Entfernung der Warzen erfolgen. Nachdem das Virus in der DNA der Haut sitzt, besteht ein relativ hohes Rückfallrisiko. Manche Menschen tolerieren die Warzen auch über Jahre. In seltenen Fällen bildet sich so ein Buschke-Löwenstein-Tumor *(Condylomata gigantea)* aus. Wenn du mutig bist, kannst du zu diesem Erkrankungsbild mal die Google-Bildersuche bemühen.

WIE AUS EINER VIRUSINFEKTION KREBS WERDEN KANN

Bei der Infektion durch HPV flechten die Viren ihr eigenes Erbgut in die DNA der Wirtszellen ein, also der Zellen der lokalen Haut und Schleimhaut. Diese tragen dann dazu bei, dass sich die Viren vermehren können, bis die Wirtszellen absterben und dabei die neu produzierten Viren freisetzen und weiterverbreiten. Nachdem das Virus aber auch die Erbinformation der befallenen Zellen verändert, wird dadurch ein unkontrolliertes Wachstum ermöglicht. Unkontrollierte Zellvermehrung über längere Zeit ist mit der Entstehung bösartiger Tumoren gleichzusetzen. Entsprechend lassen sich bei 90 Prozent des klassischen Analkrebses auch *Humane Papillomaviren* nachweisen.

Neben dem HP-Virus als Hauptrisikofaktor für Analkrebs spielen vor allem das Rauchen, häufig wechselnde Sexualpartner und passiver Analverkehr eine Rolle in der Entstehung bösartiger Analtumore. Aber auch eine Schwäche des Immunsystems, zum Beispiel durch eine chronische HIV-Infektion oder Medikamenteneinnahme nach Organtransplantation und bestimmten Erkrankungen, erhöht das Risiko für die Krebsentstehung am After.[94]

WIE MAN ANALKREBS FESTSTELLT UND BEHANDELT

Trotz der örtlichen Nähe zum Mastdarm unterscheiden sich bösartige Tumore vom After und dem Rektum in ihrer Entstehung und der Therapie erheblich, weshalb die beiden Erkrankungen separat betrachtet werden müssen. Bösartige Tumore am After sind zunächst mal deutlich seltener als entsprechende Geschwüre des Mastdarms. Sie machen lediglich fünf Prozent der bösartigen Geschwüre am gesamten Magen-Darm-Trakt aus. Pro Jahr erkranken in Deutschland etwas über 2000 Patienten und Patientinnen daran.[95] Ist das HP-Virus nun über Jahre in den Zellen, kann es nach Veränderungen des Erbguts der Zellen zu einer bösartigen Entartung kommen. Die Beschwerden durch einen Tumor am After sind unspezifisch. Es kann zu Blutauflagerungen beim Stuhlgang kommen, aber auch zu Fremdkörpergefühl, Nässen oder Jucken. Manchmal werden die Beschwerden auch anderen Problemen, wie beispielsweise Hämorrhoiden, zugeschrieben, sodass die Diagnosestellung verzögert wird. Durch erfahrene proktologisch tätige Ärzte und Ärztinnen wird die Diagnose eines Analtumors meist durch Ansehen und Abtasten gestellt. Eine Bestätigung durch die Pathologie ist dennoch erforderlich. Bei Befunden unter einem Zentimeter kann im Rahmen einer kurzen Narkose der komplette Tumor abgetragen werden. Hierdurch hat man Diagnose und Therapie in einem. Bei größeren Befunden sollte zunächst das Staging, analog zum Staging des Rektumkarzinoms (vergleiche Seite 94), erfolgen. Denn die Therapie von Krebs am After ist nicht immer eine chirurgische. Durch Bestrahlung mit begleitender Chemotherapie lassen sich so die meisten bösartigen Tumore komplett heilen. Lediglich bei einem Rückfall nach

Behandlung eines Analtumors erfolgt die Therapie durch eine Operation. Eine Nachsorge über fünf Jahre sollte wie bei anderen Tumoren durch regelmäßige Kontrollen erfolgen.

IMPFUNG ZUR VORBEUGUNG VON FEIGWARZEN UND VOR ALLEM KREBS

Bereits seit Längerem ist zur Vorbeugung des Gebärmutterhalskrebses die Impfung gegen Hochrisiko-HPV-Typen für Mädchen von 9 bis 14 Jahren vor dem ersten sexuellen Kontakt empfohlen. Inzwischen empfiehlt die STIKO (Ständige Impfkommission) diese auch Jungen vor dem ersten sexuellen Kontakt.[96] Aktuell verfügbarer Impfstoff schützt gegen neun verschiedene HPV-Typen, unter anderem die Hochrisiko-Typen 16 und 18. Durch die Verhinderung der Infektion kann so nicht nur die Entstehung von Gebärmutterhalskrebs bei Frauen, sondern auch die Entstehung von Peniskrebs – du hast richtig gelesen, das gibt es auch – sowie Analkrebs verhindert werden. Doch auch nach dem ersten Geschlechtsverkehr macht diese Impfung noch Sinn. Sollte bereits eine Infektion mit einem HPV-Typ stattgefunden haben, bietet die Impfung dann zumindest Schutz vor den anderen Hochrisiko-Typen. Vor allem Personen mit einem gewissen sexuellen Risikoverhalten, beispielsweise durch häufig wechselnde Geschlechtspartner*innen, können von dieser Impfung profitieren. HIV-positive Personen sollten sich im Übrigen einmal jährlich in einer Praxis für Proktologie zur Vorsorge vorstellen, nachdem sie ein deutlich erhöhtes Risiko haben, Analkrebs zu entwickeln.[97]

Beim US-amerikanischen Schauspieler Michael Douglas wurde 2010 Kehlkopfkrebs diagnostiziert. Nach einer Anspielung des Schauspielers in einem Interview ging durch die Medien, der bösartige Tumor sei auf Oralverkehr mit Frauen zurückzuführen.[98] Denn HPV kann, wenn durch Oralsex übertragen, zu Krebs im Mund- und Rachenraum führen. Der HPV-Impfstatus von Michael Douglas oder dessen Partnerinnen ist nicht übermittelt. Jedenfalls folgte eine Bestrahlung und Chemotherapie, die zu einer vollständigen Heilung führte.

SEXUELL ÜBERTRAGBARE KRANKHEITEN – WENN AUS DER TRAUMNACHT EIN ALBTRAUM WIRD

Genauso wie im Bereich der Genitalien können sich eigentlich alle gängigen Geschlechtskrankheiten im Bereich des Afters manifestieren. Hierfür ist nicht immer penetrierender Analverkehr erforderlich. Ebenso kann die Infektion im Bereich des Afters durch die Ausbreitung vom Genital her entstehen. Nachdem wir uns bereits mit den Feigwarzen beschäftigt haben, sollten wir uns auch noch mit der Übertragung und vor allem der Vorbeugung von weiteren Geschlechtskrankheiten auseinandersetzen.

EIN BREITES SPEKTRUM AN KEIMEN UND BESCHWERDEN

Wie bei Geschlechtskrankheiten der Genitalien verläuft die Ansteckung meist unbemerkt. Beschwerden treten dann zeitversetzt erst nach Tagen oder Wochen auf und werden zunächst manchmal nicht mit Sex als auslösendem Faktor in Verbindung gebracht. Schmerzen, Jucken oder Brennen vermitteln, dass etwas nicht in Ordnung ist. Dazu können sich Rötung oder Schwellung zeigen. Knötchen oder Warzen bilden sich, wo vorher keine waren. Austritt von Sekret oder Nässen können sowohl im Bereich des Genitals als auch am After Zeichen einer Geschlechtskrankheit sein.[99]

So führt beispielsweise die Gonorrhoe (umgangssprachlich Tripper, verursacht durch das Bakterium *Neisseria gonorrhoeae* oder kurz Gonokokken) etwa drei Tage nach der Ansteckung zu einem typischen eitrigen oder manchmal blutigen Ausfluss. Dieser wird wegen der besseren Zugänglichkeit des Genitals vorn besser wahrgenommen als im Bereich des Afters. Hier bemerkt man Brennen und Jucken. Die Ansteckung mit dem Tripper wird über sämtliche Varianten von sexuellem Verkehr, aber auch über die Hände oder

Sexspielzeug übertragen. Nachdem die Gonokokken außerhalb der menschlichen Schleimhaut nicht lange überlebensfähig sind, ist eine Ansteckung über einen Toilettensitz eher unwahrscheinlich.[100] Je nachdem, ob die Genitalien ebenfalls Beschwerden bereiten, wäre eine erste Anlaufstelle eine Praxis für Urologie, Gynäkologie, Proktologie oder Dermatologie – diese Praxen sind meist auch spezialisiert auf Venerologie, die Lehre der sexuell übertragbaren Krankheiten. Neben der Untersuchung sollte hier ein Abstrich durchgeführt werden, mit dem sich die Diagnose sichern lässt. Eine Behandlung erfolgt dann durch die Gabe von Antibiotika. Unbehandelt nimmt die Intensität der Beschwerden zwar auch ab, allerdings ist dadurch eine Weitergabe der Infektion möglich. Zudem führt eine chronische Gonorrhoeinfektion häufig zu Unfruchtbarkeit bei Frauen, in selten Fällen auch bei Männern.

Bei einer Infektion mit Chlamydien bleiben Symptome häufig aus. Sollten doch Beschwerden auftreten, treten diese nach ein bis drei Wochen auf. Sowohl im Bereich der Genitalien als auch im Bereich des Afters kann es zu Schmerzen, Brennen und schleimigem Ausfluss kommen. Zudem kommt es bei analem Befall teils zu durchfallartigen Beschwerden. Diagnose und Behandlung erfolgen wie bei einem Tripper durch Abstrich und Antibiotika-Therapie.[101]

Die Übertragung der Syphilis (oder *Lues*, wird durch *Treponema pallidum*) kann wie bei den zuvor beschriebenen Geschlechtskrankheiten erfolgen. Nachdem die Erkrankung in unterschiedlichen Stadien verläuft, wird die Diagnose häufig verzögert gestellt. Drei bis vier Wochen nach der Ansteckung kommt es an der Eintrittsstelle zu einem Geschwür, das meist schmerzarm ist und am Rand verhärtet. Das Sekret aus dem Geschwür ist dabei besonders ansteckend. Zudem schwellen die lokalen Lymphknoten an. Bei einem Befall des Afters kommt es zu einer Schwellung der Leistenlymphknoten.[102] Die Beschwerden klingen dann von selbst wieder ab. Etwa zwei Monate nach der initialen Ansteckung kommt es zum zweiten Stadium der Syphilis. Hier stehen vor allem allgemeine Symptome wie Fieber, Kopf- und Gelenkschmerzen im Vordergrund. Dazu kann sich ein Hautausschlag entwickeln. Im Bereich des ehemaligen Geschwürs entstehen die sogenannten *Condyloma lata*. Diese Warzen sind im Gegensatz zu den *Condyloma acuminata* (Feigwarzen, entstanden durch HPV) breitbasig und flach. Das dritte Stadium der Syphilis tritt heutzutage glücklicherweise nicht mehr so häufig in Erscheinung. Nach Jahren können sich Geschwüre am ganzen Körper entwickeln. Zudem kann der Befall des Nervensystems zu Taubheit, Blindheit, Demenz und sogar bis zum Tod führen. Bei Verdacht auf Syphilis wird die Diagnose mittels Blutuntersuchung bestätigt. Die Behandlung erfolgt dann mittels Penicillin über 10 bis 14 Tage.[103]

AUCH HIV WIRD BEIM SEX ÜBERTRAGEN

Das *Human-Immundefizienz-Virus* (HIV) den Geschlechtskrankheiten zuzuordnen, wird den potenziell weitreichenden Konsequenzen dieser Infektion nicht ganz gerecht. Das Virus führt zu einer Schwäche der Abwehrkräfte des gesamten Körpers und macht diesen so für Infektionen, aber auch für bestimmte Krebsarten, anfälliger. Wird HIV nicht behandelt, kommt es zum Endstadium Aids (*acquired immune deficiency syndrome:* »erworbenes Immunschwächesyndrom«). In Deutschland leben etwa 90 000 HIV-positive Personen, wobei sich jährlich etwa 3000 Menschen in Deutschland neu infizieren. Legt man die Zahlen aus dem Jahr 2019 zugrunde, erhielt etwa ein Drittel dieser Neuinfizierten die Diagnose erst bei einer schwereren Erkrankung aufgrund des HI-Virus.[104] Die Übertragung erfolgt durch die Körperflüssigkeiten Blut, Sperma und Vaginalsekret beim ungeschützten Geschlechtsverkehr. Genauso kann die Ansteckung durch Injektionsnadeln, zum Beispiel beim Gebrauch intravenös verabreichter Drogen, erfolgen. Bei alltäglichen Sozialkontakten wird HIV nicht übertragen. Weder durch Tröpfcheninfektion beim Husten oder Niesen noch durch Küssen besteht die Gefahr einer Ansteckung, nachdem die Viren nicht in ausreichender Menge in der Speichelflüssigkeit enthalten sind. Auch die gemeinsame Nutzung von Besteck oder sanitären Anlagen bietet kein Infektionsrisiko. Beim ungeschützten Geschlechtsverkehr besteht sowohl für die penetrierende als auch für die penetrierte Person gleichermaßen die Gefahr, sich mit HIV zu infizieren. Die Gefahr beim Oralverkehr ist sehr gering, nachdem die Mundschleimhaut etwas stabiler ist als die Schleimhaut des Anus und der Vagina.[105]

DER »NATÜRLICHE« VERLAUF BEI EINER ANSTECKUNG MIT HIV

Die Beschwerden durch eine HIV-Infektion treten nach einigen Wochen auf und sind unspezifisch: Fieber, Kopfschmerzen, Leistungsknick, Nachtschweiß, Durchfall, Lymphknotenschwellung und Hautausschlag können auftreten. Nach ein bis zwei Wochen verschwinden diese wieder und können dadurch leicht als Grippe fehlgedeutet werden. Im Körper haben sich die Viren dann aber bereits zahlreich vermehrt, sodass auch eine große Gefahr der Weitergabe der Infektion besteht. Nach etwa sechs Wochen lassen sich Antikörper gegen das HI-Virus nachweisen und damit schlägt dann auch der HIV-Test im Blut an. Anschließend folgt eine symptomfreie Phase, die mehrere Jahren dauern kann. Wenn das Abwehrsystem entsprechend geschwächt ist, treten erneut Beschwerden wie Nachtschweiß, Lymphknotenschwellung, Ausschlag und eine erhöhte Anfälligkeit für Infekte auf. Bei bestimmten schwereren Infektionen in Kombination mit Laborwerten, die eine geschwächte Abwehr anzeigen, spricht man in der Endphase der Erkrankung dann von Aids.[106]

GUTE BEHANDLUNGSAUSSICHTEN BEI HIV DURCH THERAPIE UND KONTROLLEN

Erfreulicherweise lässt sich der Übergang von einer HIV-Infektion zu Aids durch Medikamente komplett verhindern, indem die Vermehrung der Viren eingeschränkt wird. Durch diese Therapie wird die Virenbildung derart unterdrückt, dass diese sich auch nicht mehr im Blut nachweisen lassen. Man spricht dann von »unter der Nachweisgrenze«. Eine Übertragung durch ungeschützten Geschlechtsverkehr – bei konsequenter Einnahme der Medikamente – ist dann nicht mehr möglich. So können auch Kinder gezeugt werden, ohne das Virus zu übertragen. Die Behandlung sieht die Einnahme von meist zwei Tabletten täglich vor, wobei diese weitgehend ohne Nebenwirkungen gut vertragen werden. Wichtig ist die konsequente Einnahme der Medikamente sowie regelmäßige Kontrollen – etwa alle drei Monate – bei Ärzten oder Ärztinnen, die sich auf die HIV-Therapie spezialisiert haben.

VORBEUGUNG EINER HIV-INFEKTION

Leider war es bei HIV bisher nicht möglich, einen Impfstoff zur Vorbeugung einer Infektion zu entwickeln. Daher sollte zur Verhinderung einer Übertragung zwingend Safer Sex – oder im Fall von intravenösem Drogengebrauch Safer Use – praktiziert werden. Kondome oder Femidome findest du in jedem Drogeriemarkt oder der Apotheke. Wenn ungeschützter Geschlechtsverkehr gewünscht ist, sollten beide Partner*innen zuvor einen HIV-Test und optimalerweise auch einen Test gegen alle anderen sexuell übertragbaren Krankheiten machen. Bei der Verwendung von Gleitgel zum Geschlechtsverkehr sollte darauf geachtet werden, dass dieses fettfrei ist. Fett kann das Kondom durchlässig werden lassen. Sollte doch mal etwas schiefgelaufen sein bei der Verhütung – Kondom gerissen oder im Eifer des Gefechts nicht benutzt –, ist zumindest in Bezug auf HIV nicht alles verloren. Für diese Sonderfälle gibt es die sogenannte *Postexpositionsprophylaxe* (PEP), also eine vorbeugende Maßnahme, nachdem man HIV potenziell ausgesetzt war. Hierbei werden HIV-Medikamente für vier Wochen eingenommen, um ein Einnisten des HI-Virus im Körper zu verhindern. Im besten Fall wird die PEP zwei Stunden, spätestens jedoch 24 Stunden nach dem Kontakt, eingenommen. Diese Maßnahme spielt auch für medizinisches Personal, zum Beispiel nach Nadelstichverletzungen, eine wichtige Rolle. Ob die Medikamente nach einem potenziell infektiösen Zwischenfall eingenommen werden müssen, entscheiden Ärzte und Ärztinnen mit entsprechender Erfahrung. Nachdem die Zeit beim Beginn der PEP eine wesentliche Rolle spielt, ist es wichtig, rund um die Uhr Zugang zu den Medikamenten haben zu können. Unter www.kompass.hiv findet man die nächste PEP-Anlaufstelle (aber auch andere HIV-relevante Beratungsstellen).

PRÄ-EXPOSITIONSPROPHYLAXE (PREP) – MEDIKAMENTÖSE HIV-PROPHYLAXE

In den letzten Jahren ist, vor allem in Kreisen von Männern, die Sex mit Männern (MSM) haben, die *Prä-Expositionsprophylaxe* (PrEP) in Mode gekommen. Hier geht es um die Vorsorge vor einem potenziellen Kontakt mit HIV. Dann nimmt jemand, der HIV-negativ ist, ein HIV-Medikament vor dem Sex ein, um so eine Ansteckung zu verhindern. PrEP schützt genau so gut wie ein Kondom vor der Ansteckung durch HIV. Die tägliche Einnahme muss dabei zwei Tage vor dem Sex begonnen werden. Für Personen, die Risikogruppen angehören (zum Beispiel MSM oder Partner*innen von Menschen mit HIV), übernimmt die gesetzliche Krankenkasse in Deutschland nach einem entsprechenden Aufklärungsgespräch durch eine Ärztin oder einen Arzt die Kosten. Zu beachten ist bei der Nutzung von PrEP, dass es nur vor der Ansteckung mit HIV und nicht vor anderen sexuell übertragbaren Krankheiten schützt.

CHRONISCHE HIV-INFEKTION UNTERLIEGT NACH WIE VOR SOZIALEM STIGMA

Nicht zu vernachlässigen sind die sozialen Konsequenzen einer chronischen HIV-Infektion. Aufgrund von Informationsdefiziten bezüglich der Übertragungswege kommt es häufig zu unnötigen Berührungsängsten im Alltag. Betroffene erfahren Diskriminierung, teilweise sogar durch medizinisches Personal. Am Arbeitsplatz wird entweder ein Versteckspiel betrieben oder es muss mit Ausgrenzung gerechnet werden, sollte es doch zu einem Outing kommen.[107] Eine HIV-Infektion wird mittlerweile als chronische Erkrankung angesehen, die bei konsequenter Behandlung und Überwachung mit hoher Lebensqualität und einer fast normalen Lebenserwartung einhergeht. Wichtig sowohl für die HIV-positive Person als auch für deren Umfeld ist die Information und Aufklärung bezüglich tatsächlicher Fakten, um der Stigmatisierung entgegenzuwirken.

Allen sexuell übertragbaren Krankheiten ist gemein, dass bei ihrer Diagnose die Partner*innen aus der jüngeren Vergangenheit ebenfalls getestet werden. Außerdem sollte die Behandlung abgeschlossen beziehungsweise deren Erfolg kontrolliert worden sein, bevor es zu erneutem Sex kommt, um einen Pingpongeffekt zu vermeiden.

VORSICHT IST BESSER ALS NACHSICHT!

Das Benutzen von Kondomen reduziert deutlich das Risiko für die Ansteckung mit sexuell übertragbaren Krankheiten. Personen, die regelmäßig mit wechselnden Geschlechtspartner*innen verkehren, sollten sich regelmäßig auf die gängigen Geschlechtskrankheiten testen lassen, um deren Verbreitung zu verhindern. Außerdem ist zu beachten, dass bei akuten Geschlechtskrankheiten durch die empfindliche, teilweise offene Schleimhaut die Ansteckungsgefahr für HIV erhöht ist. Und nachdem das Vorliegen infektiöser Erkrankungen im Bereich des Afters oder der Genitalien auf ungeschützten Geschlechtsverkehr schließen lassen kann, sollte dann auch großzügig ein HIV-Test durchgeführt werden. Erfordert dein Sexualleben aufgrund wechselnder Partner*innen eine regelmäßige Überwachung, musst du nicht jedes Mal in einer verstaubten Hausarztpraxis zu Kreuze kriechen und dich für deinen Lebensstil rechtfertigen. Solltest du keine modern eingestellte Praxis in deiner Nähe finden, ist eine niederschwellige Testung, teilweise auch anonym, ebenfalls über Gesundheitsämter oder Aidshilfen möglich.

ANALE SEXUALITÄT

Analverkehr wird von Hetero- und Homosexuellen prozentuell gleichermaßen praktiziert.[108] Diesen Teil des sexuellen Spektrums rein der schwulen Sexualität zu zuschreiben, wäre daher nicht korrekt. Laut einer Umfrage hat jeder fünfte schwule Mann gar keinen Analverkehr und nur etwa 30 bis 40 Prozent haben diesen gelegentlich.[109] In einer weiteren Erhebung unter 20- bis 35-Jährigen gaben 47 Prozent der Männer und 57 Prozent der Frauen an, bereits Analverkehr gehabt zu haben, also etwa jede*r Zweite.[110] Unabhängig von der sexuellen Orientierung schadet es also nicht, sich zumindest erst mal theoretisch mit diesem Thema auseinanderzusetzen.

ANALVERKEHR WAR BEREITS BEI DEN ALTEN GRIECHEN SALONFÄHIG

Bereits in der Antike wurde der Analverkehr unverhohlen praktiziert und war in bestimmten Konstellationen gesellschaftlich akzeptiert. Zumindest gibt es davon zahlreiche Darstellungen, beispielsweise auf Vasen, und weitere Überlieferungen aus dieser Zeit.[111] Im Rahmen der Knabenliebe bestand meist ein Verhältnis zwischen einem älteren Mann und einem männlichen Jugendlichen. Bei diesem Verhältnis ging es aber nicht nur um Körperlichkeiten. Der Ältere war dem Jüngeren gegenüber eine Art Mentor und vermittelte diesem Tugenden wie Mut, aber auch Bildung und gesellschaftlich relevante Fertigkeiten, zum Beispiel in der Rhetorik oder eben im Liebesspiel. Es konnte auch dazu kommen, dass der Jüngling von seinem älteren Partner Geschenke bekam.[112] Heutzutage würde man einen derartigen Gönner vermutlich »Sugar Daddy« nennen. Im antiken Griechenland galten aber vor allem diese ungleichen oder vielmehr gleich-gleichen Beziehungen als akzeptiert. Gleichgeschlechtliche Verhältnisse zwischen gleich alten Männern waren hingegen unehrenhaft. War man(n) dem jugendlichen Alter entwachsen, ziemte sich das gleichgeschlechtliche Begehren nicht mehr.[113]

DIE PORNOINDUSTRIE ALS KATALYSATOR DER PRIVATISIERUNG DES ANALVERKEHRS

Dass der Analverkehr als Sexualpraktik heutzutage den Einzug in ungefähr jedes zweite Schlafzimmer geschafft hat, liegt vermutlich auch an der Pornoindustrie und der uneingeschränkten Verfügbarkeit von Pornos durch das Internet. Durch sie erwarten manche von sich selbst oder der Partnerin beziehungsweise dem Partner, dass wie durch die Darsteller (oder Amateure) in den Filmchen die gesamte Klaviatur sexueller Möglichkeiten ebenfalls im Privaten abgebildet wird. Ob man hier von sexueller Verrohung oder Emanzipation sprechen möchte, ist vermutlich eine Frage der eigenen Einstellung und Perspektive.

ERLAUBT IST, WAS GEFÄLLT

Das Verlangen nach der Umsetzung von Analsex ist dann legitim, wenn alle Beteiligten an dessen Umsetzung interessiert sind – im Rahmen des gesetzlich Erlaubten selbstverständlich. Die Enttabuisierung dieser wie auch aller anderen Sexualpraktiken, die beiden Partner*innen Lust und Freude bereitet, sollte daher Teil eines modernen und aufgeklärten Verständnisses von Sexualität sein. Die Interessen sind in diesem Bereich ebenso vielfältig wie in allen anderen Lebensbereichen.

DER ANUS ALS EROGENE ZONE – IN GUTER NACHBARSCHAFT

Dass der Anus zu den erogenen Zonen zählt, liegt sicher auch an dessen ausgeprägter Sensibilität durch die hohe Dichte an Nervenenden. Wie empfänglich jemand für eine Luststeigerung durch Berührung des Afters ist, verhält sich wie bei anderen erogenen Zonen individuell verschieden und auch situations- und lustabhängig. Die sexuelle Erregung findet aber nicht nur durch die Stimulation der erogenen Zone Anus selbst statt. Kommt es zu einer Penetration, egal ob durch Finger, Sexspielzeug oder einen Penis, führt die Stimulation von benachbarten erogenen Zonen zu Synergieeffekten.

ANALVERKEHR ALS LUSTGEWINN FÜR DIE FRAU

Bei der Frau kann hier der G-Punkt erreicht werden, bei dem es sich eigentlich um einen G-Bereich handelt. Der deutsche Arzt Ernst Gräfenberg war Erstbeschreiber und Namensgeber dieser Gegend, die sich im Bereich der Vaginalvorderwand in der Nähe der Vaginalöffnung in unmittelbarer Umgebung der Harnröhre befindet.[114] Es handelt sich aber weniger um einen speziellen Punkt als um einen Bereich, der ebenfalls individuell unterschiedlich erregbar sein kann.[115] Bei Stimulation durch Berührung kommt es hier zum Anschwellen des Gewebes sowie zu einem Herabsetzen des Schmerzempfin-

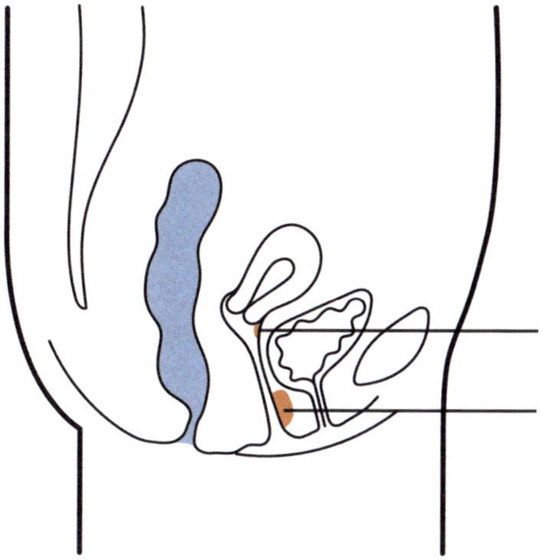

Die erogenen Zonen der Frau

dens und schließlich zu sexueller Erregung.[116] Genauso wird durch eine anale Stimulation der sogenannte A-Punkt bei der Frau erreicht. Auch hier handelt es sich eher um einen Bereich als um einen Punkt. Dieser heißt offiziell AFE-Zone (*Anterior Fornix Erogenous Zone* »vordere erogene Gewölbebogen-Zone«) und befindet sich etwa zwischen Gebärmutterhals und der G-Zone.[117] Je nach Lage des Uterus, Stellung und Krümmung des Penis oder des sonstigen penetrierenden Objekts, wird dieser A-Punkt mehr oder weniger gut erreicht. Unabhängig von vaginaler oder analer Penetration, kann dieser Punkt »von hinten« manchmal besser erreicht werden.

ANALVERKEHR ALS LUSTGEWINN FÜR DEN MANN

Beim Mann kann durch eine Penetration neben dem Anus selbst eine Stimulation der Prostata erfolgen. Analog zum G-Punkt wird diese im sexuellen Zusammenhang auch manchmal als P-Punkt bezeichnet. Die Prostata, oder auch Vorsteherdrüse genannt, sitzt unterhalb der Harnblase vor dem Mastdarm und umschließt die Harnröhre. Die Drüse produziert etwa 30 Prozent

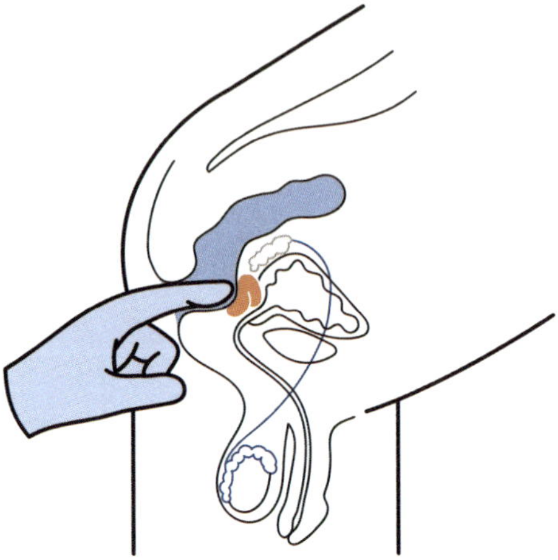

Erogene Zone des Mannes: Der P-Punkt kann mit einem Finger stimuliert werden

des Ejakulates beim Samenerguss. Die Flüssigkeit aus der Prostata sorgt für eine Verflüssigung des Spermas und erleichtert so den Spermien den Weg an das potenzielle Ziel. Durch eine direkte Stimulation können viele Männer einen Lustgewinn erleben, egal ob durch eine Prostatamassage mit dem Finger, durch Sexspielzeug oder einen Penis. Je nach individueller Erregbarkeit kommen so auch manche Männer ohne jegliche Stimulation des Penis zum Orgasmus. Was den aktiven Teil des männlichen Analverkehrs angeht, wird der Penis vom Anus bei der Penetration fester umschlossen als von der Vagina. Manche Männer empfinden dies als Zugewinn an Erregung. Andere Männer verlieren hierdurch ihre Erektion.

DIE PRAKTISCHE UMSETZUNG

Nun zum praktischen Teil. Eine anale Stimulation oder Penetration kann beim ersten Mal unangenehm oder sogar schmerzhaft sein. Aber auch hier gilt: Übung macht den Meister. Wichtig zu Beginn ist ein gutes Gefühl für den eigenen Körper in Verbindung mit einem vertrauensvollen Verhältnis zu beteiligen Sexualpartner*innen. Das bedeutet, dass offen über die sexuellen Wünsche gesprochen wird, sodass auch klar ist, dass beide Partner*innen an

Analsex interessiert sind.[118] Sind die Vorstellungen abgesprochen, braucht es eine gewisse Vorbereitung. Im besten Fall wurde das große Geschäft schon erledigt. Möchte man Sicherheit haben, dass der Mastdarm weitgehend stuhlfrei ist, kann man sich einen kleinen Einlauf verabreichen. Hierzu benötigt man ein sogenanntes Mikroklist, mit dem wenig quellende Flüssigkeit in den Enddarm eingebracht wird. Eine geplante Entleerung erfolgt nach 5 bis 20 Minuten. Alternativ macht man den Einlauf mit einer Klistierspritze. Dabei wird mit einem Gummibalg und einem kleinen Plastikröhrchen Wasser in den Mastdarm eingebracht. Der Effekt ist ebenfalls eine zeitnahe Entleerung von eventuellen Stuhlresten. Optimalerweise schließt sich an diesen Teil der Vorbereitung noch eine Dusche an. Jetzt kann es losgehen mit dem spannenderen Teil der Vorbereitung. Im Rahmen eines analen Vorspiels kann der Damm und die Haut um den After gestreichelt oder anderweitig liebkost werden. Der Anus selbst kann je nach Sauberkeit und persönlichen Präferenzen auch geküsst oder geleckt werden (*Rimming* oder auch *Anilingus*).[119] Hierbei ist zu beachten, dass die Bakterien in der Afterregion zwar nicht prinzipiell krank machend sein müssen, allerdings gibt es ein gewisses Risiko, dass durch Anilingus Krankheiten übertragen werden können. Personen, die diese Praktik regelmäßig ausüben, sollten gegen Hepatitis A geimpft sein. Während der Coronapandemie wurde die amerikanische Bevölkerung im Jahr 2020 durch ihre Regierung darauf aufmerksam gemacht, dass Covid-19 auch über Rimming übertragen werden kann und dass dies im Sinne der Pandemieeindämmung unbedingt zu hinterfragen sei.[120] Zur Vorbereitung einer Penetration kann dann der Anus mit dem Finger massiert werden (geschnittene Fingernägel sind empfehlenswert). Vor dem Einführen von Fingern sollten sowohl diese als auch der After mit reichlich Gleitgel benetzt werden. Falls im weiteren Verlauf eine Penetration durch den Penis geplant ist, sollte das Gleitgel auf Wasser- oder Silikonbasis sein, nachdem fetthaltige Gleitmittel Kondome durchlässig machen können. Man sollte zunächst vorsichtig mit einem Finger beginnen und dabei auf die Reaktion der penetrierten Person achten. Wenn es nicht zu Missempfinden oder Schmerzen kommt, spricht nichts gegen das Einführen zweier Finger oder eines kleineren Sexspielzeugs. Lasse den oder die Finger oder das Spielzeug wenige Minuten im Anus, da dieser sich hierdurch an die kurzfristige Dehnung gewöhnt. Keine

Sorge, durch regelmäßige anale Penetration leiert nichts aus. Der Anus ist ein kräftiger Muskel, der wieder zurück in seine gewohnte Konfiguration findet. Fühlen sich die beteiligten Personen bereit, kann das Einführen des Penis versucht werden. Dies muss nicht gleich beim ersten Mal funktionieren. Die wichtigste Maßnahme, die zum Gelingen des Analverkehrs beiträgt, ist die Verwendung von ausreichend Gleitmittel.[121] Die passive Person gibt dabei vor, inwiefern die Penetration weiter versucht werden darf oder nicht. Belasse es anfangs eventuell zunächst beim Vorspiel und schiebe die Penetration auf. Gelingt die Penetration, erleichtert eine gewisse Entspannung bei der passiven Person den Lustgewinn. Auch in monogamen Partnerschaften kann die Verwendung eines Kondoms zum einen das Einführen des Penis leichter machen. Zum anderen ermöglicht das Kondom den schnellen Umstieg auf Vaginal- oder Oralverkehr. Sollte kein Kondom verwendet werden, sollte der Penis vor weiteren sexuellen Handlungen zumindest gewaschen werden.

Analverkehr kann, muss aber nicht Teil eines erfüllten Sexuallebens sein. Die persönliche Präferenz und das eigene Lustempfinden entscheiden, ob man diese Praktik in das Repertoire mit aufnehmen möchte. Gut vorbereitet und mit Bedacht durchgeführt, kann anale Sexualität eine erregende Bereicherung des Sexuallebens darstellen. Wichtig ist, dass zwischen den beteiligten Personen ein gewisses Vertrauensverhältnis besteht und dass eine offene Kommunikation möglich ist.

AUTOEROTISCHE UNFÄLLE

Gerade eben wurde zur Vorbereitung auf eine anale Penetration noch die Verwendung von Sexspielzeug als Option empfohlen. Diese Empfehlung muss nun ein Stück weit relativiert werden. Nicht jeder Gegenstand eignet sich hierfür. Leider kommt es im Alltag in der Klinik auch immer wieder vor, dass Ärzte und Ärztinnen vor allem nachts wegen eines verlorenen Fremdkörpers im Rektum oder neudeutsch »lost objects« in die Notaufnahme gerufen werden. Diese Vorfälle bieten meist guten Stoff für ein Späßchen in der Morgenbesprechung oder eine lustige Anekdote.

WALK OF SHAME – DER UNANGENEHME WEG IN DIE KLINIK

Für alle Beteiligten in der Nothilfe ist ein solcher Vorfall zunächst einmal unangenehm. Die Betroffenen kommen in der Regel nachts. Nachdem meist bereits 16 oder 18 Stunden gearbeitet wurde, ist die Ärztin oder der Arzt im Dienst manchmal etwas verstimmt, wenn man sich dann neben den üblichen Notfällen wie Blinddarmentzündungen und Darmdurchbrüchen auch noch um derartige (vermeidbare) Missgeschicke kümmern darf. Den Betroffenen selbst ist die Situation natürlich am unangenehmsten. Häufig wird noch zu Hause versucht, das verschwundene Objekt hinauszupressen oder mithilfe von Einläufen oder Abführmitteln auf dem natürlichen Weg wieder auszuscheiden. Nach längerem Hin und Her muss derjenige dann doch in die Klinik fahren – und spätestens ab der Anmeldung beginnt dann zumindest subjektiv der Spießrutenlauf. Mehrfach muss angegeben werden, was der Grund der Vorstellung im Krankenhaus ist. Im Computersystem, in dem die Patienten angezeigt werden, erscheint dann als Arbeitsdiagnose »rektaler Fremdkörper«, was bei einem Teil der Belegschaft der Ambulanz schon zu einer leichten Erheiterung führen kann. Daneben plagen die Person möglicherweise noch Beschwerden wie Druck im Bauch oder Schmerzen. Manche Betroffene können objektbedingt nicht im Wartebereich Platz nehmen. Falls du dich wunderst: Die weibliche Form wurde hier übrigens bewusst weggelassen. Laut einer Erhebung aus Publikationen über *»Colorectal foreign bodies«*, also rektale Fremdkörper, über einen Zeitraum von 60 Jahren besteht hier ein Verhältnis zwischen Männern und Frauen von 37 zu 1.[122] Dies deckt sich auch mit meiner persönlichen Erfahrung als Chirurg. Einer Frau musste ich bisher keinen verlorenen Gegenstand aus dem Hintern bergen, Männern hingegen einige – fairerweise muss man dazu sagen, dass ich vermutlich noch keine 37 Patienten mit rektalen Fremdkörpern gesehen habe.

Bei der ärztlichen Vorstellung gibt es meist zwei Gruppen von Betroffenen mit rektalem Fremdkörper. Der ersten Gruppe ist der Vorfall maximal unangenehm. Nachdem sie erst nicht so recht mit der Sprache herausrücken wollen und viel herumgedruckst wird, entschuldigen sie sich mehrfach, sobald klar ist, warum die Notaufnahme aufgesucht werden musste. Augenkontakt fällt meist schwer. Zum Hergang werden oft wilde Geschichten erzählt. Zum Beispiel, dass die Haarspraydose nicht absichtlich, sondern durch einen Sturz beim Spielen mit der Katze unmittelbar nach dem Duschen in den Enddarm gelangt ist. Oder, dass nackt Vorhänge aufgehängt wurden und man durch einen Sturz von der Leiter mit dem Po auf eine Reinigungsflasche fiel und so Opfer seines Schicksals wurde. Oft wird auch gebeten, den Hausarzt oder die Hausärztin oder die Versicherung nicht in Kenntnis zu setzen. Nachdem das Objekt geborgen wurde, auf welche Weise auch immer, verlassen diese Patienten fluchtartig das Krankenhaus, selbst wenn zur Entfernung des Objekts eine Operation notwendig war. Die andere Gruppe ist deutlich abgeklärter. Von Scham fehlt jede Spur. Motive, Fakten und Hergang des Objektverlustes werden von der ersten Sekunde an klar benannt. Man hat den Eindruck, die Vorstellung ähnelt dem jährlichen Zahnarztbesuch. Beide Herangehensweisen sind menschlich und natürlich völlig in Ordnung.

Ebenfalls interessant ist, dass sich die Betroffenen meist allein, also ohne Begleitung der beteiligten Partner*innen, vorstellen. Vom Objektträger wird häufig die nicht anwesende Freundin oder der nicht anwesende Freund als Schuldige für das Dilemma ausgemacht. Ein weiterer Eindruck, der sich bei Kollegen und Kolleginnen und mir aus der Arbeit in diesem Bereich ergeben hat, ist, dass sich die Zwischenfälle mit im Rektum verlorenen Objekten in der Vorweihnachtszeit häufen. Dies ist bisher nicht durch Studien belegt, wäre aber sicher eine interessante Thematik für künftige wissenschaftliche Arbeiten. Möglicherweise kann diese subjektiv wahrgenommene Häufung durch eine Kombination aus Langeweile und Wehmut sowie der übermäßigen Verfügbarkeit von Kerzen erklärt werden. Ein Patient mit einer kugelrunden Kerze im Anus hatte übrigens erst abgewartet, ob das Wachs nicht vielleicht schmilzt und sich das Problem irgendwie von selbst löst. Damit man weiß, womit man es zu tun hat, hat dieser Patient gleich die Kerze vom nächsten Advent mitgebracht. Nahezu vorbildlich! Sind die Gegenstände zu Hause paarig vorhanden, wird dies gerne gemacht. Eigentlich eine nette Geste den Ärzten und Ärztinnen gegenüber, um die Entfernung des Objekts oder zumindest deren Planung zu erleichtern.

GEHT NICHT GIBT'S NICHT – WAS SCHON ALLES ANAL EINGEFÜHRT WURDE

Bei 42 Prozent der Fremdkörper handelt es sich übrigens um Gegenstände aus dem Haushalt und nicht explizit um Sexspielzeug.[123] Egal, um welchen Gegenstand es geht, er wurde relativ sicher schon mal von jemandem anal eingeführt. Hier nur mal eine kurze Auflistung von medizinisch dokumentierten Gegenständen, die aus einem Po geborgen wurden: Schraube, Plastikflasche, Glasflasche, Einmachglas, Bierglas, Glühbirne, Sexspielzeuge sämtlicher Formen und Größen, sämtliche Arten von Kosmetikflaschen, Spraydosen, Obst (Apfel, Banane), Gemüse (Gurke, Karotte, Zucchini, Aubergine), Hühnerknochen, Messerschleifstein, zwei Blinklichter, Tabakdose, Ölkanne, Kartoffelschäler, Juweliersäge, Brille, Kerzen, Stuhlbein, Kugeln und Bälle aller Art, Pistolen, Messer und ein gefrorener Schweineschwanz.[124, 125, 126]

WIE MAN VOM EINSTIGEN LUSTOBJEKT BEFREIT WIRD

Der Ablauf nach der Vorstellung in der Notaufnahme ist nun erst mal wie bei allen anderen Patienten und Patientinnen. Es wird eine vollständige Krankengeschichte erhoben. Trotz aller Umstände erfolgt das Gespräch in neutraler Art und frei von Vorwürfen. Danach erfolgt die Untersuchung. Zum einen wird der Bauch untersucht, inwiefern hier Schmerzen oder Hinweise für eine Durchstoßung des Darms mit dem eingeführten Objekt vorliegen. Anschließend wird die Analregion inspiziert und dann versucht, das *Corpus Delicti* zu ertasten. Auch wenn dieses problemlos eingeführt werden konnte, kann es nun sein, dass man es nur noch schwer erreicht, weil sich jetzt wieder Schließmuskel und die Beckenbodenmuskulatur anspannen. Meist richtet man bei der Untersuchung in der Notaufnahme in Seitenlage wenig aus. Bei längeren Objekten sollte als nächste Untersuchung eine Röntgenaufnahme des Bauchs erfolgen, um die Lage abschätzen zu können. Außerdem zeigt hier Luft außerhalb des Darms, ob eine Pfählungsverletzung vorliegt und der Darm durchstoßen wurde. Dies wäre ein Grund für eine Notfalloperation.

Wie es weitergeht, richtet sich nun nach den Gegebenheiten und der Infrastruktur des lokalen Krankenhauses. In der eigenen Abteilung erwischt man mit Glück direkt proktologisch versierte Ärzte und Ärztinnen, sodass sich hier eine Untersuchung auf dem Untersuchungsstuhl in Steinschnittlage anschließt. Hier kann versucht werden, das Objekt mit einem Proktoskop oder Speculum einzusehen und gegebenenfalls mit einer Zange zu greifen. Handelt es sich beim eingeführten Objekt um Obst oder Gemüse (Birne, Zucchini, Aubergine), kann dies hier gegebenenfalls zerkleinert und in Teilen geborgen werden. Oft kann man aber auch auf dem Untersuchungsstuhl wenig erreichen, nachdem es für die Betroffenen verständlicherweise nicht leicht ist, sich ausreichend zu entspannen und der Zugang entsprechend erschwert ist. Handelt es sich um kleinere Objekte, die den Mastdarm nicht komplett ausfüllen, wie zum Beispiel Schrauben oder Kugelschreiber, wird anstatt der Proktoskopie auf dem Stuhl eine Darmspiegelung durch die Kollegen und Kolleginnen der Gastroenterologie versucht. Das Objekt wird mit dem Endoskop dargestellt und dann mit einer endoskopischen Fasszange gegriffen und geborgen. Bei größeren oder länglichen Objekten (Dildos, längliches Gemüse) kann es im c-förmig gebogenen Rektum und dem umgebenden Kreuzbein zu einem Verkanten des Objektes kommen, wenn dies zu weit ins Innere rutscht.

DIE ENTFERNUNG IN NARKOSE

Der nächste Schritt ist dann eine Untersuchung in Narkose. Der Patient wird im Operationssaal wie auf einem proktologischen Untersuchungsstuhl gelagert. Der Vorteil der Narkose ist, dass man hier schmerzstillende und muskelentspannende Medikamente geben kann. Der After lässt sich dadurch kurzfristig stärker dehnen und man erhält so mehr Übersicht. Im Zweifel kann man auch einfach mit der Hand in den Mastdarm fassen, um ein Objekt mit den Fingern zu greifen. Auch dies gestaltet sich oft nicht ganz einfach. Hier ist dann der Einfallsreichtum des Chirurgen beziehungsweise der Chirurgin gefragt. Erlaubt ist, was funktioniert – und möglichst keinen »Flurschaden« anrichtet. Häufig bedient man sich hier auch der

Instrumente anderer Fachabteilungen (Unfall- oder Gefäßchirurgie). Eine Methode wäre zum Beispiel das Aufblasen eines kleinen Ballons oberhalb des Objektes, um das Objekt so aus dem Rektum ziehen zu können (Gefäßchirurgie). Bei Gegenständen, die weit in den Bauch reichen, kann das Schieben vom Bauch her durch eine zweite Person hilfreich rein. Dieses Manöver nennt man Kristeller-Handgriff und ist aus dem Bereich der Geburtshilfe geliehen. Härtere Gegenstände (Apfel, Baseball) können manchmal mit einer Art Korkenzieher (Unfallchirurgie) angebohrt und so herausgezogen werden.[127]

Mithilfe zweier sogenannter Fogarty-Katheter wird ein Gegenstand geborgen. Der Katheter wird üblicherweise verwendet, um verstopfte Blutgefäße wieder durchgängig zu machen.

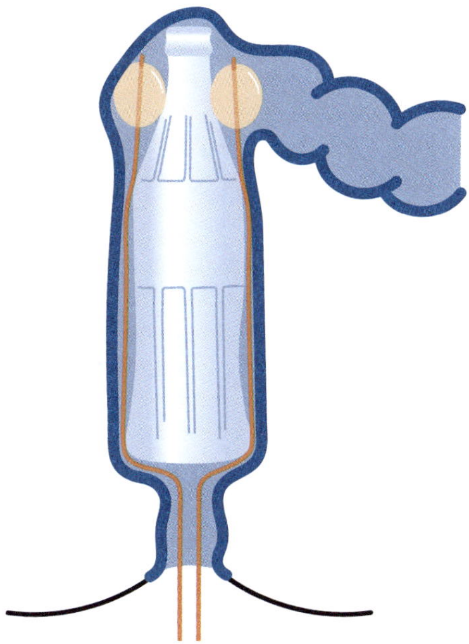

Fogarty-Katheter

DIE BAUCHSCHNITT ALS LETZTE MASSNAHME

Wenn all diese Methoden den Fremdkörper nicht ans Tageslicht bringen, muss dieser mittels Operation durch die Bauchdecke geborgen werden. In ungefähr zehn Prozent der Fälle ist das notwendig. Mit einem großen Bauchschnitt wird der Darm eröffnet, um das Objekt zu entfernen. Das Loch im Darm wird wieder zugenäht, genau wie die Bauchdecke. Ist durch die Manipulation oder den Fremdkörper größerer Schaden am Darm entstanden, besteht ein gewisses Risiko, dass die Darmnaht nicht dicht bleibt und nach der Operation Stuhl in die Bauchhöhle läuft. Schätzt die Chirurgin oder der Chirurg das Risiko hierfür hoch ein, sollte ein künstlicher Darmausgang im Bereich des vorher gelegenen Darms angelegt werden, um den Stuhl bis zur sicheren Heilung für wenige Monate über die Bauchdecke abzuleiten. Begleitend wird nach solchen Operationen mit Eröffnung des Darms eine kurzfristige Nahrungskarenz sowie eine Antibiotika-Therapie zur Unterstützung der Heilung verordnet.

DIE SALATGURKE UNTER DEM T-SHIRT

Ein Patient, der sich an einem Abend in der Notaufnahme vorstellte, als ich selbst Dienst hatte, ist mir besonders im Gedächtnis geblieben. Es war ein Mann aus der ersten Kategorie, also voller Scham. Die ganze Geschichte war dem Betroffenen höchst unangenehm. Erfreulicherweise hatte er keine Beschwerden, außer eben, dass eine ganze Salatgurke in seinem Mastdarm verschwunden war. Laut Patient wurde sie von der Freundin dort platziert und war dann plötzlich komplett verschwunden. Das Einprägsame an diesem Fall war, dass wenn sich der Patient auf einen Stuhl setzte, sich das obere Ende der Salatgurke immer ziemlich genau unterhalb des Brustbeins unter dem T-Shirt durch die Bauchdecke als kleines Zelt hervorwölbte. Es war ganz erstaunlich, wie – zumindest körperlich – beschwerdefrei der Patient war. Auf dem proktologischen Untersuchungsstuhl ließ sich die Gurke zwar tasten, aber eine Möglichkeit, diese zu greifen, ergab sich so nicht. Das Unangenehme an dem Gespräch, das dann zwangsläufig immer folgen muss, ist, dass man nicht nur die Untersuchung in Narkose ankündigen muss. Wenn nämlich der Bergungsversuch über den After in Narkose ebenfalls fehlschlägt, muss die Operation mit Bauchschnitt erfolgen, die dann auch einen künstlichen Darmausgang nach sich ziehen kann. Eine Alternative zu diesem Vorgehen ist allerdings nur, das Objekt an Ort und Stelle zu belassen. Das alles muss vor der Narkose besprochen werden, da man zwischen den möglicherweise notwendigen Schritten nicht mehr mit dem Patienten sprechen kann. Der Patient weiß also bei der Einleitung der Narkose nicht, ob er nach 15 Minuten ohne Objekt im Mastdarm wieder aufwacht oder nach zwei Stunden mit Bauchschnitt und eventuell künstlichem Darmausgang. Weder für den Patienten noch für das Behandlungsteam ist diese Situation leicht. Nachdem die Gurke schon einige Zeit vor Ort war, war das untere Ende schon etwas matschig. So kam es leider dazu, dass beim Versuch, diese zu greifen, immer wieder Teile abbrachen. Mit vereinten Kräften des OP-Teams und Schieben beziehungsweise Ausrichten der Gurke vom Bauch aus – ohne Schnitt – durch zwei Personen (im Kristeller-Handgriff, vielen Dank an die gynäkologische Abteilung für die Leihgabe) konnte die Gurke letztendlich doch über das After herausgezogen werden. Nach seinem nächtlichen Besuch in der Klinik war der Patient übrigens noch vor der Visite am nächsten Vormittag aus seinem Krankenbett verschwunden.

DER BETONABDRUCK VOM MASTDARM

Ein weiterer Patient, der unmittelbar nach der Entfernung eines Objektes am nächsten Morgen das Krankenhaus verlassen konnte, wurde 1987 im *American Journal of Forensic Medicine and Pathology* als besonderer Fall beschrieben.[128] Der 20-Jährige stellte sich in der Notaufnahme vor, nachdem er vier Stunden nach dem »Herumblödeln« zu Hause mit seinem Freund starke Unterleibsschmerzen zu beklagen hatte. Bei der Untersuchung wurde im Mastdarm eine harte Masse getastet. Wie sich herausstellte, rührte der Patient zu Hause eine Betonmischung an, ließ sich diese in den Mastdarm laufen und hart werden. Erstaunlicherweise konnte der hart gewordene Beton im Ganzen geborgen werden, sodass keine Operation erforder-

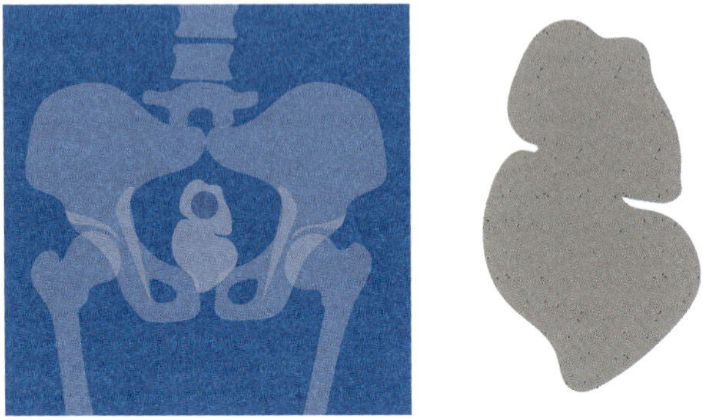

Beton mit enthaltenem Tischtennisball im Mastdarm

lich war. Offen bleibt die Frage, warum in der Betonmasse auch ein Tischtennisball gefunden wurde.

Man könnte meinen, dass ein derartiger Fall einmalig ist. Aber in einer Publikation von 2005 wird ein sehr ähnlicher Fall beschrieben, bei dem das Rektum zwar nicht mit Beton, allerdings mit Epoxidharz ausgegossen wurde.[129]

ALLER GUTEN DINGE SIND DREI

Man sagt, einen Fehler zu machen ist menschlich. Beim zweiten Mal ist es Nachlässigkeit und beim dritten Mal Absicht. Diese muss man auch bei der folgenden Krankengeschichte unterstellen. Die Vorstellung erfolgte aufgrund eines eingeführten Riesendildos. Es war unmöglich, diesen über den After zu bergen, da er bereits in die Bauchhöhle gerutscht war. Es folgte ein großer Bauchschnitt, um das monströse Sexspielzeug zu entfernen. Darm und Bauch wurden wieder vernäht. Der weitere Heilungsverlauf war unkompliziert. Ein Jahr später stellte sich dieselbe Person mit einem anderen, aber nicht weniger kleinen Dildo erneut vor. Es folgte dasselbe Spiel. Bauch auf, Dildo raus, Bauch zu. Erneut war kein künstlicher Darmausgang notwendig und alles heilte unproblematisch. Bis zur nächsten Vorstellung ließ sich die Person diesmal drei Jahre Zeit. Wieder war der Grund der Vorstellung ein versenkter Riesendildo, der wieder nicht über den After entfernt werden konnte, sodass erneut operiert wurde. Auch hier folgte ein regelrechter Verlauf nach der Operation. Nachdem es sich um eine intelligente Person handelte, der die potenziell weitreichenden Konsequenzen ihres Handels bewusst gewesen sein müssen, muss man eine mehr als rein sexuelle Motivation unterstellen.

Beim sogenannten Münchhausen-Syndrom, das nach dem berühmten Geschichtenerzähler und Lügenbaron benannt ist, handelt es sich um eine schwere psychische Störung, bei der die Betroffenen ausgedachte psychische oder körperliche Beschwerden angeben oder diese herbeiführen. Auch Behandlungen, die schmerzhaft sind, oder Operationen schrecken die Patienten nicht ab, sind ihnen häufig gleichgültig. Die Betroffenen des Münchhausen-Syndroms erhoffen sich von der medizinischen Behandlung Aufmerksamkeit, Empathie und Zuwendung, also einen sekundären Krankheitsgewinn.[130, 131] In der Literatur gibt es eine Fallbeschreibung aus Großbritannien (2008), bei der sich ein ähnlicher Verlauf ereignete. Hier stellte sich ein junger Mann vor, der sich ebenfalls immer wieder in verschiedenen Krankenhäusern mit rektal eingeführten Glasflaschen vorstellte. Diese konnten jeweils unproblematisch entfernt werden. Aufgrund der Konstellation in der Fallbeschreibung wurde die Verdachtsdiagnose eines Münchhausen-Syndroms vermutet.[132] Ob dies bei der Person mit den Riesendildos vorliegt oder nicht, ist unklar. Genauso fraglich ist, ob die dritte Vorstellung in der Notaufnahme auch die letzte war. Was in der Zwischenzeit passiert ist, bleibt der Fantasie überlassen.

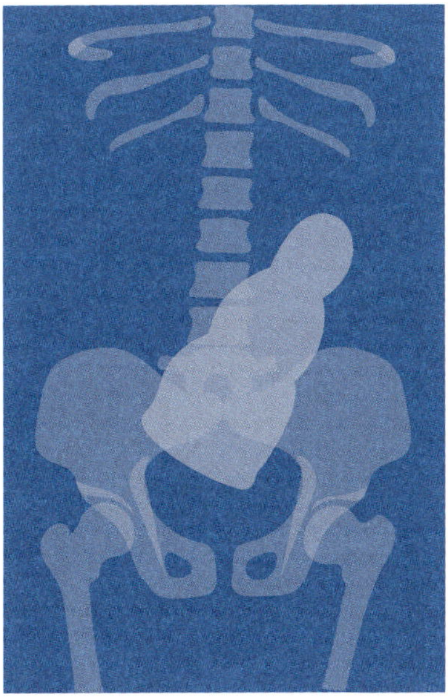

Röntgenaufnahme von einem Riesendildo mit 12-Zentimeter-Durchmesser

DER HEISSE DRAHT

Wenn ein Objekt im Rahmen autoerotischer Aktivitäten verschwindet, ist die Aufregung genau wie die Verzweiflung bei weniger Routinierten vermutlich groß. Die folgenden zwei Beispiele zeigen, warum man sich trotzdem lieber einfach in der nächsten Klinik vorstellen sollte, um nicht selbst noch größeren Schaden anzurichten.

Ein junger Mann aus Indien stellte sich mit stärksten Bauchschmerzen in der Ambulanz vor. Er gab an, fünf Stunden zuvor mit dem Po auf eine Plastikflasche gefallen zu sein. Beim Versuch, diese zu entfernen, verschwand diese komplett im Mastdarm. Der Betroffene versuchte nun, die Plastikflasche mit einem umgebogenen Stahldraht zu bergen. In der Folge kam es zu starken Bauchschmerzen und der Draht ließ sich weder vor- noch zurückbewegen, was zur Vorstellung in der Klinik führte. Jede Bewegung am Draht löste stärkste Bauchschmerzen aus, sodass eine Notfalloperation erfolgte. Hier zeigte sich, dass sich der Haken des Stahldrahtes in die Wand des Mastdarms gebohrt hatte. Der Darm wurde eröffnet und zunächst die Plastikflasche entfernt. Anschließend wurde durch einen örtlichen Mechaniker, welcher in den Operationssaal gerufen wurde, der dicke Stahldraht außen am After durchtrennt. Daraufhin konnte das innere Ende des Drahtes mit dem Haken über die Operationswunde am Bauch entfernt werden. Nachdem der Darm und die Bauchdecke verschlossen wurden, erhielt der Patient noch wenige Tage flüssige Nahrung und Antibiotika, was zu einer unkomplizierten Heilung führte.[133]

VOM LIEBESSPIEL ZUM TODESKAMPF

Der zweite Fall, bei dem eine frühzeitige Vorstellung verbunden mit etwas Scham Schaden hätte abwenden können, ist der von einem Mann, der sich zum Lustgewinn ein umgedrehtes Stuhlbein einführte. In diesem Fall war es wohl wirklich so, dass der arme Kerl nach Einführen des Stuhlbeines noch darauf fiel. Das Stuhlbein wurde durch den Betroffenen selbst entfernt und von seiner Ehefrau versteckt. Der Mann starb noch zu Hause und wegen des Vertuschungsversuches sowie fehlender äußerer Verletzungen war die Todesursache zunächst unklar. Bei der Autopsie zeigte sich, dass das 36 Zentimeter lange Stuhlbein beim Sturz den Mastdarm, die Harnblase, den Dickdarm und die Leber durchstoßen hatte, sodass die inneren Verletzungen zum schnellen Tod führten. Zusammen mit weiteren Ermittlungen konnte der Hergang so rückblickend ermittelt werden.[134, 135]

Üblicherweise wird nach Entfernung eines rektalen Fremdkörpers empfohlen, für einige Wochen auf anale Manipulation zu verzichten, um eventuelle Verletzungen der Schleimhaut oder Operationswunden am Darm, sofern eine Operation notwendig war, abheilen zu lassen. Ein 54-Jähriger, der diese Empfehlung missachtete, bezahlte das mit dem Leben. Nachdem diesem Herren bereits bei verschiedenen Gelegenheiten jeweils eine Gurke und eine Pastinake erfolgreich mittels Operation entfernt wurden, entwickelte er eine Bauchfellentzündung, an welcher er auch verstarb, als er sich zu kurz nach der letzten Operation zwei Äpfel einführte.

BODYPACKING – DIE ETWAS ANDEREN DROGENKURIERE

Nicht immer werden Gegenstände mit sexueller Motivation in den Mastdarm eingeführt. So ist es unter Drogenschmuggler*innen eine gängige Methode, Drogen in Plastik oder Kondome zu verpacken und diese wahlweise zu schlucken oder in den After einzuführen. Diese Herrschaften nennt man dann »body packer«. Hierbei können zwei (medizinische) Probleme entstehen.

Zum einen können die Fremdkörper zu einem Darmverschluss führen, welcher die Schmuggler*innen schwer krank werden lassen kann und sich auch manchmal nur durch eine Operation beheben lässt, bei der die Drogenpäckchen über die Eröffnung des Darms entfernt werden.[136] Zum anderen können die üblicherweise verwendeten Rauschgiftbällchen aufgehen und ihrem Wirt so eine etwas zu starke Dosis der überführten Substanz zukommen lassen.

Eine solche Überdosis kann zum plötzlichen Tod führen.[137] Deshalb muss man auch beim Entfernen der Pakete darauf achten, diese nicht versehentlich zu eröffnen, solange noch Schleimhautkontakt besteht. Ebenfalls kriminell motiviert wurden auch schon Messer und Schusswaffen ins Rektum eingeführt.

ANALE TAMPONADE ALS DURCHFALLTHERAPIE

Genauso nicht sexuell, aber auch nicht kriminell motiviert, werden manchmal aus Verzweiflung Gegenstände in den Mastdarm eingeführt. Ein älterer leicht verwirrter Herr wollte seinen chronischen Durchfall zur Ruhe bringen, in dem er sich den Mastdarm mit Toilettenpapier ausstopfte. Die Maßnahme führte zwar kurzfristig zum Erfolg, schoss letztendlich aber über das Ziel hinaus. Der Patient entwickelte einen Darmverschluss und es kam zu einem Darmdurchbruch. Bei der Operation wurde das geschädigte Darmstück, genau wie das im Darm befindliche Toilettenpapier, entfernt.

DIE MEISTEN VERLORENEN OBJEKTE KÖNNEN RELATIV SCHADENFREI GEBORGEN WERDEN

Die meisten Patienten und Patientinnen möchten ihre Gegenstände nach deren Bergung übrigens nicht zurückhaben. Auch, wenn es sich um teurere Gegenstände handelt (Marmor-Ei) oder um ein kostspieliges Sexspielzeug. Nach der Vorstellung im Krankenhaus ist den meisten Leuten erst mal die Lust daran vergangen.

Dass eine anale Stimulation oder Penetration erregend sein kann und dies sehr gut durch unterschiedliche erogene Zonen erklärt ist, wurde im vorherigen Kapitel aufgezeigt. Personen, die einen Fremdkörper im Mastdarm verlieren, haben dies vorher in den meisten Fällen vermutlich nicht geplant. Wie es manchmal so vorkommen kann, wenn blöde Dinge passieren, hat man es im Eifer des Gefechts etwas zu weit getrieben. Man kann sich als Gegenüber, zum Beispiel als behandelnder Arzt, behandelnde Ärztin oder

Außenstehender, über diese autoerotischen Unfälle lustig machen oder sogar erhaben fühlen. Es geht dabei aber gar nicht darum, jemanden mit dieser Neigung zu diffamieren oder abzuwerten.

Die menschliche Sexualität ist eben unheimlich vielfältig und das macht sie ja auch so spannend. Diese Geschichten, die vom Spektrum der Nullachtfünfzehn-Sexualität abweichen, bieten eine gewisse Faszination. Schätze dich also einfach glücklich, dass die Sache, die dir an deinem Körper besonders viel Spaß macht, in den meisten Fällen nicht das Aufsuchen einer Notaufnahme notwendig macht, wenn du es mal zu weit getrieben hat. Und wenn du doch mal in die Verlegenheit kommst, dir etwas anal einzuführen, binde eine Schnur daran! In deinem eigenen Interesse.

SCHLUSS – ALLES HAT EIN ENDE ...

»Zu einem guten Stuhlgang kann man jedem nur gratulieren!«, hat schon meine Großmutter gesagt. In der Tat ist es so, dass eine Abweichung von einer normalen Darmfunktion großen Leidensdruck mit sich bringen kann. Der Darm arbeitet nun mal ständig, weshalb einen Beschwerden in diesem sensiblen Bereich fast täglich plagen können. Daher ist es wichtig, sich mit dem Aufbau und der Funktion des eigenen Körpers vertraut zu machen. Gut informiert zu sein, was ein normaler Stuhlgang bedeutet und wie sich bestimmte Veränderungen des Lebensstils, beispielsweise der Ernährung oder der körperlichen Aktivität, auf die Funktionen des Körpers auswirken können, nimmt einem nicht nur Unsicherheit, sondern ermöglicht auch ein aktives Einflussnehmen. Die ausreichende Aufnahme von Ballaststoffen spielt nicht nur bei der Gewährleistung einer regelrechten Darmfunktion eine wichtige Rolle, sondern auch bei vielen Erkrankungen aus dem proktologischen Formenkreis, wie Verstopfung oder Hämorrhoiden bis hin zur Vorbeugung von Darmkrebs. Denk dabei an die Analogie (ha, ha, er hat anal gesagt) des Zähneputzens zum Erhalt der Zahngesundheit. Das Aufrechterhalten der körperlichen Integrität mit all den Funktionen des Körpers ist ein Prozess, den es aktiv zu gestalten gilt, unabhängig davon, ob es um die Freiheit von Zahn- oder Rückenschmerzen geht oder Probleme beim Stuhlgang. Niemand wird dir für das Benutzen von Zahnseide oder der Einnahme von drei Portionen Gemüse und zwei Portionen Obst am Tag auf die Schulter klopfen. Dein Körper wird es dir in den meisten Fällen jedoch einfach durch reibungsloses Funktionieren danken. *There is no Glory in prevention!* (Mit Prävention kann man sich keinen Ruhm verdienen!)

Dasselbe gilt im Übrigen für die Durchführung einer Darmspiegelung. Denk an die 180 000 verhinderten Darmkrebsdiagnosen in den ersten zehn Jahren seit Einführung des Vorsorgeprogramms im Jahr 2002. Sicherlich scheint es unangenehm sowie mit etwas Aufwand und Überwindung verbunden, zur Koloskopie zu gehen. Noch lästiger ist es aber, wenn ein Tumor im Darm erst festgestellt wird, wenn bereits ein Darmverschluss oder Ansiedelungen in anderen Organen vorliegen. Solltest du also 50 Jahre oder älter sein, gib dir einen Ruck und sprich deinen Hausarzt oder dein Hausärztin wegen der weiteren Schritte an.

Wenn man sich nicht gerade durch das Medizinstudium oder die tägliche Arbeit damit auseinandergesetzt hat, ist bei den meisten vermutlich eine differenzierte Auseinandersetzung mit den sexuell übertragbaren Krankheiten, deren Vorbeugung und Therapie, schon etwas länger her. Die Therapiemöglichkeiten bei einer chronischen HIV-Infektion sind erfreulich. Deshalb sollte man die Existenz anderer sexuell übertragbarer Infektionen aber nicht bagatellisieren. Gerade Erkrankungen, die mit wenig Beschwerden einhergehen (Chlamydien, HPV), können rasch weiterverbreitet werden, nachdem sie teilweise unerkannt bleiben. Aufgrund weitreichender Konsequenzen (Unfruchtbarkeit, Gebärmutterhals- oder Analkrebs) sollte daher auch bei Beschwerdefreien eine regelmäßige Testung auf Geschlechtskrankheiten erfolgen, sofern du nicht in einer langjährigen monogamen Partnerschaft lebst.

Möglicherweise kannst du in Bezug auf anale Sexualität neue Aspekte kennenlernen. Analverkehr kann unter Berücksichtigung einiger Spielregeln eine Bereicherung deines Liebeslebens darstellen, wenn du und dein*e Partner*in das möchten. Dabei kann auch Sexspielzeug zur Anwendung kommen. Hierbei solltest du bedenken, dass du nicht zu den Ersten gehören würdest, denen hier etwas »verloren« geht. Wähle also etwas aus, von dem du weißt, dass du es selbst wieder entfernen kannst, wenn du dir die Fahrt in die Klinik ersparen willst. Wenn es doch passiert, zögere nicht. Heroische Rettungsversuche können nach hinten losgehen (…). Rektale Fremdkörper sind im Krankenhaus keine Seltenheit. Auch wenn es für dich zunächst peinlich sein mag. Für die Ärztin oder den Arzt in der Notaufnahme bist du vermutlich nicht der erste Patient dieser Art.

Der Enddarm und der After gehören genauso zum menschlichen Körper wie die Nase, der Mund, der Magen, der rechte Unterarm oder alles andere. Bei einem medizinischen Anliegen gibt es also keinen Grund, sich für irgendetwas zu schämen oder eine ärztliche Vorstellung hinauszuzögern. Dein Anus ist nicht so besonders, wie du denkst. In einem proktologischen Wartezimmer haben vermutlich drei andere Patienten oder Patientinnen genau dasselbe Problem wie du. Lasse deine Scham hinter dir und gib dich bei Beschwerden frühzeitig vertrauensvoll in die Hände einer Proktologin oder eines Proktologen in deiner Nähe.

QUELLEN

1 »πρωκτός - Deutsch-Übersetzung: Langenscheidt, Griechisch-Deutsch-Wörterbuch«. Zugegriffen 22. Oktober 2021. https://de.langenscheidt.com/griechisch-deutsch/%CF%80%CF%81%CF%89%CE%BA%CF%84%CF%8C%CF%82

2 Herold, Alexander und Schiedeck, Thomas: *1 Manual der Koloproktologie, Band 1.* De Gruyter, 2019. https://doi.org/10.1515/9783110614442

3 Bayerische Landesärztekammer. »Proktologie«. Zugegriffen 22. Oktober 2021. https://www.blaek.de/weiterbildung/qualifikationen-nach-der-weiterbildungsordnung/proktologie

4 Schünke, Michael: *Prometheus. Innere Organe.* 5., vollst. überarb. Auflage. Stuttgart; New York: Georg Thieme Verlag, 2018.

5 Herold, Alexander und Schiedeck, Thomas: *1 Manual der Koloproktologie, Band 1.* De Gruyter, 2019. https://doi.org/10.1515/9783110614442

6 Feldman, Henry A.; Goldstein, Irwin; Hatzichristou, Dimitrios G.; Krane, Robert J. und McKinlay, John B. »Impotence and Its Medical and Psychosocial Correlates: Results of the Massachusetts Male Aging Study«. *The Journal of Urology* 151, Nr. 1 (Januar 1994): S. 54–61.

7 Beutel, M. E.; Hessel, A.; Schwarz, R. und Brähler, E.: »Prevalence of urinary incontinence in the German population«. *Der Urologe. Ausg. A* 44, Nr. 3 (März 2005): S. 232–238.

8 Broens, Paul M. A.; Penninckx, Freddy M. und Ochoa, José Boix: »Fecal Continence Revisited: The Anal External Sphincter Continence Reflex«. *Diseases of the Colon & Rectum* 56, Nr. 11 (November 2013): S. 1273–1281. https://doi.org/10.1097/DCR.0b013e3182a42d16

9 Bajwa, Adeel, Research Fellow, und Emmanuel, Anton: »The Physiology of Continence and Evacuation«. *Best Practice & Research Clinical Gastroenterology* 23, Nr. 4 (August 2009): S. 477–485. https://doi.org/10.1016/j.bpg.2009.06.002

10 Li, Dawei, und Guo, Maolin: »Morphology of the Levator Ani Muscle«. *Diseases of the Colon & Rectum* 50, Nr. 11 (November 2007): S. 1831–1839. https://doi.org/10.1007/s10350-007-0265-y

11 Winkler, Rainer; Otto, Peter und Schiedeck, Thomas: *Proktologie: ein Leitfaden für die Praxis;* 2. überarbeitete und erweiterte Auflage Stuttgart: Thieme, 2011.

12Herold, Alexander und Schiedeck, Thomas: 1 *Manual der Koloproktologie, Band 1.* De Gruyter, 2019. https://doi.org/10.1515/9783110614442

13 Lewis, S. J. und Heaton, K. W.: »Stool Form Scale as a Useful Guide to Intestinal Transit Time«. *Scandinavian Journal of Gastroenterology* 32, Nr. 9 (September 1997): S. 920–924. https://doi.org/10.3109/00365529709011203

14 Amboss. »Hämoglobin – Wissen @AMBOSS«. Zugegriffen 25. Oktober 2021. https://www.amboss.com/de/wissen/Hämoglobin/

15 gesundheit.de: »Stuhl: Was Farbe und Konsistenz aussagen | gesundheit.de«. Zugegriffen 8. Dezember 2021. https://www.gesundheit.de/krankheiten/magen-darm/stuhl-farbe-konsistenz

16 Lam, C. W.; Lai, C. K. und Chan, Y. W.: »Simultaneous Fluorescence Detection of Fecal Urobilins and Porphyrins by Reversed-Phase High-Performance Thin-Layer Chromatography«. *Clinical Chemistry* 44, Nr. 2 (Februar 1998): S. 345–346.

17 Greegor, D. H.: »Occult Blood Testing for Detection of Asymptomatic Colon Cancer«. Cancer 28, Nr. 1 (Juli 1971): S. 131–134. https://doi.org/10.1002/1097-0142(197107)28:1<131::aid-cncr2820280125>3.0.co;2-i

18 Pharmawiki: »Stuhlfarbe«, Zugegriffen 9. Januar 2023. https://www.pharmawiki.ch/wiki/index.php?wiki=stuhlfarbe

19 Pschyrembel Online. »Stuhlgewicht«. Zugegriffen 25. Oktober 2021. https://www.pschyrembel.de/Stuhlgewicht/B0B6N

20 Richardson, J. B. und Dixon, M.: »Varicose Veins in Tropical Africa«. Lancet (London, England) 1, Nr. 8015 (9. April 1977): S. 791–792. https://doi.org/10.1016/s0140-6736(77)92971-3

21 Erckenbrecht, J. F.: »The epidemiology of constipation«. *Zeitschrift für Gastroenterologie* Suppl 1 (Juni 2000): S. 3–5.

22 Graubner, Stefan: »Mehr Ballaststoffe bitte! – Ballaststoffzufuhr lässt sich im Alltag leicht steigern«, o. J., 3.

23 Deutsche Gesellschaft für Ernährung e. V.: »10 Regeln der DGE«. Zugegriffen 26. Oktober 2021. https://www.dge.de/ernaehrungspraxis/vollwertige-ernaehrung/10-regeln-der-dge/

24 Meyers, Stephen C. und Liston, Aaron: »The Biogeography of Plantago Ovata Forssk. (Plantaginaceae)«. *International Journal of Plant Sciences* 169, Nr. 7 (September 2008): S. 954–962. https://doi.org/10.1086/589699

25 Krahl, Peter. »Landwirtschaftlich, medizinisch und technisch genutzte Plantago-Samen, ihre Herkunft, Chemie, Anwendung und Unterscheidung«. *Abstrakt der Dissertation Universität Hamburg,* 1947.

26 Hensel, A. u. a.: » Indische Flohsamenschalen. Eine alte Droge für moderne Zivilisationserkrankungen.« *Deutsche Apothekerzeitung,* 2001, 01/36, S. 55.

27 World Health Organization. »Cancer: Carcinogenicity of the Consumption of Red Meat and Processed Meat«. Zugegriffen 26. Oktober 2021. https://www.who.int/news-room/q-a-detail/cancer-carcinogenicity-of-the-consumption-of-red-meat-and-processed-meat

28 Chan, Doris S. M.; Lau, Rosa; Aune, Dagfinn; Vieira, Rui; Greenwood, Darren C.; Kampman, Ellen und Norat, Teresa: »Red and Processed Meat and Colorectal Cancer Incidence: Meta-Analysis of Prospective Studies«. *PloS One 6,* Nr. 6 (2011): e20456. https://doi.org/10.1371/journal.pone.0020456

29 Liu, F.; Kondo, T. und Toda, Y.: »Brief Physical Inactivity Prolongs Colonic Transit Time in Elderly Active Men«. *International Journal of Sports Medicine* 14, Nr. 8 (November 1993): S. 465–467. https://doi.org/10.1055/s-2007-1021212

30 Bauman, Adrian E.; Phongsavan, Philayrath; Waqanivalu, Temo; Puloka, Viliami: *Pacific Physical Activity Guidelines for Adults: Framework for Accelerating the Communication of Physical Activity Guidelines.* World

Health Organization und Regional Office for the Western Pacific.2008. http://www.ncbi.nlm.nih.gov/books/NBK143636/

31 Weyandt, Gerhard: Breitkopf, Claudia; Werner, Ricardo Niklas; Zidane, Miriam; Furtwängler, Alex; Jongen, Johannes; Rothhaar, Alex; Schaefer, Daniel und Lenhard, Bernhard: »S1 – Leitlinie Diagnostik und Therapie des Analekzems«. JDDG: *Journal der Deutschen Dermatologischen Gesellschaft* 18, Nr. 6 (Juni 2020): S. 648–657. https://doi.org/10.1111/ddg.14125_g

32 Winkler, Rainer; Otto, Peter und Schiedeck, Thomas: *Proktologie: ein Leitfaden für die Praxis;* 2. überarbeitete und erweiterte Auflage Stuttgart: Thieme, 2011.

33 Herold, Alexander und Schiedeck, Thomas: 1 *Manual der Koloproktologie, Band 1.* De Gruyter, 2019. https://doi.org/10.1515/9783110614442

34 Tripp, Dean A. „Managing Psychosocial Correlates of Urologic Chronic Pelvic Pain Syndromes: Advice from a Urology Pain Psychologist". *Canadian Urological Association Journal = Journal De l'Association Des Urologues Du Canada* 12, Nr. 6 Suppl 3 (Juni 2018): S.175–S.157. https://doi.org/10.5489/cuaj.5329

35 Krammer, H et al.: »Tabuthema Obstipation: Welche Rolle spielen Lebensgewohnheiten, Ernährung, Prä- und Probiotika sowie Laxanzien« *Aktuel Ernaehr Med* 2009; 34: S. 38–46.

36 Erckenbrecht, J. F.: »The epidemiology of constipation«. *Zeitschrift für Gastroenterologie* Suppl 1 (Juni 2000): S. 3–5.

37 DAZ.online: »Von Mythen und Märchen rund um die Verstopfung, Teil 3« (3. April 2005). https://www.deutsche-apotheker-zeitung.de/daz-az/2005/daz-14-2005/uid-13750

38 Herold, Alexander, und Schiedeck, Thomas: *Manual der Koloproktologie, Band 2* Manual der Koloproktologie, 2. De Gruyter, 2019. https://doi.org/10.1515/9783110614589

39 Herold, A. »Koloproktologische Klassifikation und Einteilung der Beckenbodenfunktionsstörungen«. *Viszeralchirurgie 41,* Nr. 3 (Juni 2006): 163–68. https://doi.org/10.1055/s-2006-933437.

40 Hämorrhoiden und Co. »Ägyptisches Blasrohrklistier«. Zugegriffen 31. Oktober 2021. https://haemorrhoidenratgeber.blogspot.com/2010/09/agyptisches-blasrohrklistier.html

41 Meyer, E. A.: »Die Geschichte des Klistiers – Einläufe für den Sonnenkönig« *doctors|today.* Zugegriffen 31. Oktober 2021. http://www.doctors.today/home/a/einlaeufe-fuer-den-sonnenkoenig-1634112

42 Miller, Nadine: »Klo-Embargo: Mann geht seit fast vier Wochen nicht auf Toilette – aus sonderbarem Grund«, *HNA.* 14. Februar 2018. https://www.hna.de/welt/mann-geht-seit-17-januar-nicht-auf-toilette-aus-sonderbarem-grund-zr-9615900.html

43 Gregory, James und Savva, Anna: »The Truth about Suspected Drug Dealer Who Went 47 Days in Jail without Pooing«. *CambridgeshireLive,* 7. März 2018. https://www.cambridge-news.co.uk/news/uk-world-news/real-story-behind-suspected-drug-14381908

44 Hildebrandt, Friedrich. *Über die blinden Hämorrhoiden.* Erlangen, Walthersche Buchhandlung, 1795. S. 142 f.

45 Köhler, Reinhold. *Handbuch der speciellen Therapie einschließlich der Behandlung der Vergiftungen.* Laupp, 1855. S. 743

46 Lord, P. H. : »A New Regime for the Treatment of Haemorrhoids«. *Proceedings of the Royal Society of Medicine* 61, Nr. 9 (September 1968): S. 935–936.

47 Köhler, R.: *Handbuch der speciellen Therapie einschließlich der Behandlung der Vergiftungen.* Laupp, 1855. S. 743

48 Joos, Andreas K. und Jongen, Johannes: »S3-Leitlinie Hämorrhoidalleiden: Kurzfassung«. *coloproctology,* 24. August 2021. https://doi.org/10.1007/s00053-021-00555-z

49 Garg, Pankaj, und Singh, Pratiksha: »Adequate Dietary Fiber Supplement and TONE Can Help Avoid Surgery in Most Patients with Advanced Hemorrhoids«. *Minerva Gastroenterologica E Dietologica* 63, Nr. 2 (Juni 2017): S. 92–96. https://doi.org/10.23736/S1121-421X.17.02364-9

50 Jensen, S. L.; Harling, H.; Arseth-Hansen, P. und Tange, G.: »The Natural History of Symptomatic Haemorrhoids«. *International Journal of Colorectal Disease* 4, Nr. 1 (1989): S. 41–44. https://doi.org/10.1007/BF01648549

51 DocCheck Medical Services GmbH: »Sklerose«. *DocCheck Flexikon.* Zugegriffen 3. November 2021. https://flexikon.doccheck.com/de/Sklerose

52 Kanellos, I.;. Goulimaris, I.; Christoforidis, E.; Kelpis, T. und Betsis, D.: »A Comparison of the Simultaneous Application of Sclerotherapy and Rubber Band Ligation, with Sclerotherapy and Rubber Band Ligation Applied Separately, for the Treatment of Haemorrhoids: A Prospective Randomized Trial«. *Colorectal Disease: The Official Journal of the Association of Coloproctology of Great Britain and Ireland* 5, Nr. 2 (März 2003): S. 133–138. https://doi.org/10.1046/j.1463-1318.2003.00395.x

53 katholisch.de: »Wie der heilige Fiaker Patron für Gärtner und Hämorrhoidenkranke wurde«. Zugegriffen 3. November 2021. https://www.katholisch.de/artikel/26694-wie-der-heilige-fiaker-patron-fuer-gaertner-und-haemorrhoidenkranke-wurde

54 Welling, D. R.; Wolff, B. G. und Dozois, R. R.: »Piles of Defeat. Napoleon at Waterloo«. *Diseases of the Colon and Rectum* 31, Nr. 4 (April 1988): S. 303–305. https://doi.org/10.1007/BF02554365

55 Herold, Alexander und Schiedeck, Thomas: *1 Manual der Koloproktologie, Band 1.* De Gruyter, 2019. https://doi.org/10.1515/9783110614442

56 Winkler, Rainer; Otto, Peter und Schiedeck, Thomas: P*roktologie: ein Leitfaden für die Praxis;* 2. überarbeitete und erweiterte Auflage. Stuttgart: Thieme, 2011.

57 Klosterhalfen, B.; Vogel, P.; Rixen, H. und Mittermayer, C.: »Topography of the Inferior Rectal Artery: A Possible Cause of Chronic, Primary Anal Fissure«. *Diseases of the Colon and Rectum* 32, Nr. 1 (Januar 1989): S. 43–52. https://doi.org/10.1007/BF02554725

58 Marti, Lukas; Post, Stefan; Herold, Alexander; Schwandner, Pliver; Hetzer, Franc; Strittmatter, Bernhard; Iesalnieks, Igors u. a.: »S3-Leitlinie: Analfissur: AWMF-Registriernummer: 081-010«. *Coloproctology* 42, Nr. 2 (April 2020): S. 90–196. https://doi.org/10.1007/s00053-020-00448-7

59 Winter, Dr., Oliver. »Wie Sie einen Analdehner anwenden«. Posterisan. Zugegriffen 4. November 2021. https://www.posterisan.de/haemorrhoiden-behandlung/darreichungsformen/analdehner/

60 Heitland, W.: »Perianal fistula and anal fissure«. *Der Chirurg; Zeitschrift für alle Gebiete der operativen Medizin* 83, Nr. 12 (Dezember 2012): S. 1033–1039. https://doi.org/10.1007/s00104-012-2297-7

61 Hasse, C.; Brune, M; Bachmann, S.; Lorenz, W.; Rothmund, M. und Sitter, H.: »Lateral, partial sphincter myotomy as therapy of chronic anal fissue. Long-term outcome of an epidemiological cohort study«. *Der Chirurg; Zeitschrift für alle Gebiete der operativen Medizin* 75, Nr. 2 (Februar 2004): S. 160–167. https://doi.org/10.1007/s00104-003-0758-8

62 Servant, Jean-Christophe: »Louis XIV : quand la fistule anale du Roi agitait la Cour ...« Geo.fr, 1. Januar 2011. https://www.geo.fr/histoire/louis-xiv-sur-la-fin-de-son-regne-la-delicate-question-qui-agite-la-cour-127211

63 Hemmer, Richard und Meßner, Daniel: »Kleine Geschichte einer OP an einem erlauchten Hinterteil«, 26. 1. 2023. https://www.spektrum.de/kolumne/kleine-geschichte-einer-op-am-hinterteil-des-sonnenkoenigs/1976059

64 Bély, Lucien: *Louis XIV: le plus grand roi du monde.* Les classiques Gisserot de l'histoire. Paris: Gisserot, 2005.

65 Watson. »Wie das Geschwür am Hintern des Sonnenkönigs zum Trend wurde«. Zugegriffen 5. November 2021. https://www.watson.ch/wissen/anekdoteles/948414452-wie-das-geschwuer-am-hintern-des-sonnenkoenigs-zum-trend-wurde

66 Herold, Alexander und Schiedeck, Thomas: *1 Manual der Koloproktologie, Band 1.* De Gruyter, 2019. https://doi.org/10.1515/9783110614442

67 Harvey, Marie-Andrée; Pierce, Marianne; Alter, Jens-Erik W.; Chou, Queena; Diamond, Phaedra; Epp, An nette; Geoffrion, Roxana u. a. »Obstetrical Anal Sphincter Injuries (OASIS): Prevention, Recognition, and Repair«. *Journal of Obstetrics and Gynaecology Canada: JOGC = Journal d'obstetrique et Gynecologie Du Canada:* JOGC 37, Nr. 12 (Dezember 2015): 1131–1148. https://doi.org/10.1016/s1701-2163(16)30081-0

68 Iesalnieks, I.; Ommer, A.; Petersen, S.; Doll, D. und Herold, A.: »German National Guideline on the Management of Pilonidal Disease«. *Langenbeck's Archives of Surgery* 401, Nr. 5 (August 2016): S. 599–609. https://doi.org/10.1007/s00423-016-1463-7

69 Herold, Alexander und Schiedeck, Thomas: *1 Manual der Koloproktologie, Band 1.* De Gruyter, 2019. https://doi.org/10.1515/9783110614442

70 Favre, R. und Delacroix, P.: »Apropos of 1, 110 Cases of pilonidal desease of Coccy-perineal localization«. *Mémoires. Académie De Chirurgie (France)* 90 (17. Juni 1964): S. 669–676.

71 Henne-Bruns, Doris; Kremer, Bernd; Dürig, Michael und Barth, Harald, Hrsg. *Chirurgie:* 3., vollständig überarbeitete und erweiterte Auflage. Duale Reihe. Stuttgart: Thieme, 2008.

72 Kairaluoma, M. V. und Kellokumpu, I. H.: »Epidemiologic Aspects of Complete Rectal Prolapse«. *Scandinavian Journal of Surgery: SJS: Official Organ for the Finnish Surgical Society and the Scandinavian Surgical Society* 94, Nr. 3 (2005): S. 207–210. https://doi.org/10.1177/145749690509400306

73 Herold, Alexander, und Schiedeck, Thomas: *Manual der Koloproktologie, Band 2 Manual der Koloproktologie, 2.* De Gruyter, 2019. https://doi.org/10.1515/9783110614589

74 Deutsche Gesellschaft für Beckenbodengesundheit. »Biofeedback«. Zugegriffen 9. November 2021. http://www.beckenboden-gesundheit.org/therapie/biofeedback/

75 Gesundheit adhoc: »Harninkontinenz beim Mann / Beckenbodentraining hilft nicht nur Frauen«. Zugegriffen 9. November 2021. https://www.gesundheit-adhoc.de/harninkontinenz-beim-mann-beckenbodentraining-hilft-nicht-nur-frauen-2.html

76 Wong, Calvin; Louie, Dennis R. und Beach, Cheryl.: »A Systematic Review of Pelvic Floor Muscle Training for Erectile Dysfunction After Prostatectomy and Recommendations to Guide Further Research«. *The Journal of Sexual Medicine* 17, Nr. 4 (April 2020): S. 737–748. https://doi.org/10.1016/j.jsxm.2020.01.008

77 Meldrum, David R.; Morris, Marge A.; Gambone, Joseph C. und Esposito, Katherine: »Aging and Erectile Function«. *The Aging Male: The Official Journal of the International Society for the Study of the Aging Male* 23, Nr. 5 (Dezember 2020): S. 1115–11124. https://doi.org/10.1080/13685538.2019.1686756

78 Robert Koch Institut: »Krebs in Deutschland«. Zugegriffen 10. November 2021. https://www.krebsdaten.de/Krebs/DE/Content/Publikationen/Krebs_in_Deutschland/krebs_in_deutschland_node.html

79 Deutsches Krebsforschungszentrum, Krebsinformationsdienst:. »Darmspiegelung kann vor Krebs schützen«, 11. März 2020. https://www.krebsinformationsdienst.de/aktuelles/2020/news014-darmkrebs-frueherkennung-darmspiegelung-vorurteile.php

80 AWMF online. »S3-Leitlinie Kolorektales Karzinom 2019«, AWMF-Registernummer: 021/007OL https://www.awmf.org/uploads/tx_szleitlinien/021-007OLk_S3_Kolorektales-Karzinom-KRK_2019-01.pdf

81 Deutsche ILCO e.V.: »Die ILCO in Zahlen«, 12. März 2020. Zugegriffen 22. November 2021. https://www.ilco.de/verband/die-ilco-in-zahlen/

82 Maydorn, Andreas. »Die Geschichte des Stoma und der Stomaversorgung«. *For Life Kurier*, Nr. 01/2007.

83 Maydorn, Andreas. »Die Geschichte des Stoma und der Stomaversorgung«. *For Life Kurier*, Nr. 02/2007.

84 Maydorn, Andreas. »Die Geschichte des Stoma und der Stomaversorgung«. *For Life Kurier*, Nr. 03/2007.

85 Stoma-Forum: »Die Geschichte des Stoma und der Stomaversorgung – Seite 1«. Zugegriffen 11. November 2021. https://www.stoma-forum.de/stomaversorgung/die-geschichte-des-stoma-und-der-stomaversorgung-t16271.html

86 Pschyrembel Online: »Asepsis«. Zugegriffen 12. November 2021. https://www.pschyrembel.de/Asepsis/K0313

87 Bionity.com: »Ignaz Semmelweis«. Zugegriffen 12. November 2021. https://www.bionity.com/de/lexikon/Ignaz_Semmelweis.html

88 Maydorn, Andreas. »Die Geschichte des Stoma und der Stomaversorgung«. *For Life Kurier*, Nr. 04/2007.

89 Maydorn, Andreas. »Die Geschichte des Stoma und der Stomaversorgung«. *For Life Kurier*, Nr. 03/2007.

90 Maydorn, Andreas. »Die Geschichte des Stoma und der Stomaversorgung«. *For Life Kurier*, Nr. 01/2007.

91 Coloplast: »Was ist ein Stoma?« Zugegriffen 13. November 2021. https://www.coloplast.at/details/details-stoma/was-ist-ein-stoma/

92 Bundesministerium für Gesundheit: »Verbesserte Früherkennung von Gebärmutterhalskrebs seit Januar 2020«. Zugegriffen 22. November 2021. https://www.bundesgesundheitsministerium.de/themen/praevention/frueherkennung-vorsorge/frueherkennung-von-gebaermutterhalskrebs.html

93 RKI: »Wie häufig ist eine HPV-Infektion?« Zugegriffen 22. November 2021. https://www.rki.de/SharedDocs/FAQ/Impfen/HPV/FAQ03.html

94 AWMF online. »S3-Leitlinie Analkarzinom« 2020, https://www.awmf.org/uploads/tx_szleitlinien/081-004OLl_Analkarzinom_Diagnostik-Therapie-Nachsorge-Analkanalkarzinom-Analrandkarzinom_2020-12.pdf

95 Robert-Koch-Institut: »Krebs in Deutschland«. Zugegriffen 10. November 2021. https://www.krebsdaten.de/Krebs/DE/Content/Publikationen/Krebs_in_Deutschland/krebs_in_deutschland_node.html

96 Robert Koch Institut: »HPV-Impfung«. Zugegriffen 11. November 2021. https://www.rki.de/DE/Content/Infekt/Impfen/Materialien/Faktenblaetter/HPV.html;jsessionid=6DBFDBFF498292AF468B0EA4C1B2615A.internet102?nn=2375548

97 AWMF online. »S1k-Leitlinie Anale Dysplasien und Analkarzinom bei HIV-Infizierten: Prävention, Diagnostik und Therapie« 2013, https://www.awmf.org/uploads/tx_szleitlinien/055-007l_S1k_Anale_Dysplasien_Analkarzinom_HIV_infizierten_09-2013-abgelaufen.pdf

98 Oestreich, Heide. »Kommentar Michael Douglas' Krebs: You Suck«. *Die Tageszeitung: taz*, 4. Juni 2013, Abschn. Gesellschaft. https://taz.de/!5066069/

99 Brühl, Wilhelm; Wienert, Volker und Herold, Alexander. *Aktuelle Proktologie.* 4. Auflage UNI-MED Science. Bremen: UNI-MED-Verl, 2011.

100 Deutsche Aidshilfe: »Tripper (Gonorrhoe)«. Zugegriffen 15. November 2021. https://www.aidshilfe.de/tripper-gonorrhoe

101 Deutsche Aidshilfe: »Chlamydien«. Zugegriffen 15. November 2021. https://www.aidshilfe.de/chlamydien

102 Winkler, Rainer; Otto, Peter und Schiedeck, Thomas: *Proktologie: ein Leitfaden für die Praxis;* 2. überarbeitete und erweiterte Auflage Stuttgart: Thieme, 2011.

103 Deutsche Aidshilfe: »Syphilis«. Zugegriffen 15. November 2021. https://www.aidshilfe.de/syphilis

104 Deutsche Aidshilfe: »HIV / Aids«. Zugegriffen 15. November 2021. https://www.aidshilfe.de/hiv-aids

105 Meißner, Dr., Thomas: »HIV-Infizierte haben heute eine fast normale Lebenserwartung«. *AerzteZeitung.de.* Zugegriffen 17. November 2021. https://www.aerztezeitung.de/Medizin/HIV-Infizierte-haben-heute-eine-fast-normale-Lebenserwartung-305599.html

106 Robert-Koch-Institut: »HIV-Infektion/AIDS«. Zugegriffen 15. November 2021. https://www.rki.de/DE/Content/Infekt/EpidBull/Merkblaetter/Ratgeber_HIV_AIDS.html

107 Deutsche Aidshilfe: »Wie äußert sich Diskriminierung?« Zugegriffen 17. November 2021. https://hiv-diskriminierung.de/wie-aeussert-sich-diskriminierung

108 Reinisch, June M., Hrsg.: *Der neue Kinsey-Institut-Report: Sexualität heute; die neuesten Erkenntnisse über das Sexualverhalten von Mann und Frau.* Kinsey Institute for Research in Sex, Gender, and Reproduction. Deutsche Digitale Bibliothek. München: Heyne, 1991.

109 Checkpoint Aidshilfe Köln, unter Verwendung einer Vorlage der DAH: »Poschüre: Alles, was du über deinen Arsch und andere Ärsche wissen solltest«, 2015.

110 Waechter, Johannes: »Die neue POpulär-Kultur«. SZ Magazin, 8. Januar 2010. Zugegriffen 18. November 2021. https://sz-magazin.sueddeutsche.de/sex/die-neue-populaer-kultur-76960

111 Stefanidis, Alexandros: »A – Analverkehr«. *SZ Magazin,* 3. Januar 2008. Zugegriffen 18. November 2021. https://sz-magazin.sueddeutsche.de/alphabet-der-sexualitaet/a-analverkehr-75033

112 Reinsberg, Carola: *Ehe, Hetärentum und Knabenliebe im antiken Griechenland.* Beck's archäologische Bibliothek. München: C.H. Beck, 1989.

113 Mohr, Andreas: *Eheleute, Männerbünde, Kulttransvestiten: zur Geschlechtergeschichte germanischsprachiger »gentes« des ersten bis siebten Jahrhunderts.* Europäische Hochschulschriften. Reihe III, Geschichte und ihre Hilfswissenschaften, Bd. 1064, Frankfurt am Main ; New York: Peter Lang, 2009.

114 Jannini, Emmanuele A.; Buisson, Odile und Rubio-Casillas, Alberto: »Beyond the G-Spot: Clitourethrovaginal Complex Anatomy in Female Orgasm«. *Nature Reviews. Urology* 11, Nr. 9 (September 2014): S. 531–538. https://doi.org/10.1038/nrurol.2014.193

115 Ostrzenski, Adam: »G-Spot Anatomy and Its Clinical Significance: A Systematic Review«. *Clinical Anatomy (New York, N.Y.)* 32, Nr. 8 (November 2019): S. 1094–1101. https://doi.org/10.1002/ca.23457

116 Lundberg, Per Olov: »Die periphere Innervation der weiblichen Genitalorgane«, *Sexuologie.* Band 9, Nr. 3, 2002, S. 98 und 101

117 Chua Chee, Ann: »A Proposal for a Radical New Sex Therapy Technique for the Management of Vasocongestive and Orgasmic Dysfunction in Women: The AFE Zone Stimulation Technique«. *Sexual and Marital Therapy* 12, Nr. 4 (November 1997): S. 357–370. https://doi.org/10.1080/02674659708408179

118 Morin, Jack: *Anal pleasure & health.* Rev., 3. Ausgabe San Francisco: Down There Press, 1998.

119 ELLE. »Alles über Analsex: Eine Gynäkologin gibt Tipps«, 14. Juli 2017. Zugegriffen 18. November 21. https://backend.elle.de/analsex-ohne-schmerzen

120 Government of the District of Columbia: »Sex During the COVID-19 Public Health Emergency | coronavirus«. Zugegriffen 18. November 2021. https://coronavirus.dc.gov/sex

121 Checkpoint Aidshilfe Köln, unter Verwendung einer Vorlage der DAH. »Poschüre - Alles, was du über deinen Arsch und andere Ärsche wissen solltest«, 2015.

122 Kurer, M. A.; Davey, C.; Khan, S. und Chintapatla, S.: »Colorectal Foreign Bodies: A Systematic Review«. Colorectal Disease: *The Official Journal of the Association of Coloproctology of Great Britain and Ireland* 12, Nr. 9 (September 2010): S. 851–861. https://doi.org/10.1111/j.1463-1318.2009.02109.x

123 Roblick, M. und Farke, S.: »Pfählungsverletzungen und rektale Fremdkörper«. *Coloproctology* 41, Nr. 1 (Februar 2019): S. 49–62. https://doi.org/10.1007/s00053-019-0333-5

124 Busch, D. B. und Starling, J. .R.: »Rectal Foreign Bodies: Case Reports and a Comprehensive Review of the World's Literature«. *Surgery* 100, Nr. 3 (September 1986): S. 512–519.

125 Tarnasky, P. R.; Newcomer, M. K. und Branch, M. S.: »Colonoscopic Diagnosis and Treatment of Chronic Chicken Bone Perforation of the Sigmoid Colon«. *Gastrointestinal Endoscopy* 40, Nr. 3 (Juni 1994): S. 373–375. https://doi.org/10.1016/s0016-5107(94)70079-6

126 Spiegel. »Sturz in die Kiste«. *Der Spiegel*, 6. Oktober 1991, Abschn. Kultur. https://www.spiegel.de/kultur/sturz-in-die-kiste-a-b1a61077-0002-0001-0000-000013491232

127 McDonald, M. P. und Rosenthal, D. »An Unusual Foreign Body in the Rectum – a Baseball: Report of a Case«. *Diseases of the Colon and Rectum* 20, Nr. 1 (Februar 1977): S. 56–57. https://doi.org/10.1007/BF02587455

128 Stephens, P. J. und Taff, M. L.: »Rectal Impaction Following Enema with Concrete Mix«. *The American Journal of Forensic Medicine and Pathology* 8, Nr. 2 (Juni 1987): S. 179–182. https://doi.org/10.1097/00000433-198708020-00019

129 Hemandas, F. R.; Anil K.; Muller, Guy W. und Ahmed, Ibrahim: »Rectal Impaction with Epoxy Resin: A Case Report«. *Journal of Gastrointestinal Surgery: Official Journal of the Society for Surgery of the Alimentary Tract* 9, Nr. 5 (Juni 2005): S. 747–749. https://doi.org/10.1016/j.gassur.2004.12.010

130 DocCheck Medical Services GmbH.: »Krankheitsgewinn«. *DocCheck Flexikon.* Zugegriffen 20. November 2021. https://flexikon.doccheck.com/de/Krankheitsgewinn

131 NetDoktor: »Münchhausen-Syndrom«. Zugegriffen 20. November 2021. https://www.netdoktor.de/krankheiten/muenchhausen-syndrom/

132 Khan, Shakeeb A.; Davey, Christine A.; Khan, Shamsul A.; Trigwell, Peter J. und Chintapatla, Srinivas: »Munchhausen's Syndrome Presenting as Rectal Foreign Body Insertion: A Case Report«. *Cases Journal* 1, Nr. 1 (Dezember 2008): 243. https://doi.org/10.1186/1757-1626-1-243

133 Surinder, B. und M Sharma. »Foreign Bodies In The Sigmoid Colon«. *The Internet Journal of Surgery,* Nr. Volume 28 Number 5 (2012).

134 R. W. Byard, D. A. Eitzen, und R. James, »Unusual Fatal Mechanisms in Nonasphyxial Autoerotic Death«, *The American Journal of Forensic Medicine and Pathology* 21, Nr. 1 (März 2000): 65–68, https://doi.org/10.1097/00000433-200003000-00012

135 Spiegel. »Sturz in die Kiste«. *Der Spiegel,* 6. Oktober 1991, Abschn. Kultur. https://www.spiegel.de/kultur/sturz-in-die-kiste-a-b1a61077-0002-0001-0000-000013491232

136 Laitenberger, M. C.: *Klinische und rechtsmedizinische Aspekte des intestinalen Rauschmitteltransportes in Hamburg 1989 bis 2004.* Dissertation, Universität Hamburg, 2005.

137 Vadysinghe, Amal N., Yapa Banda, Solokara Thilakarathne, und Liyanage Liyanage. »Unexpected Deadly Outcome of a Body Packer – a Case of Drowning and Illegal Drug Trafficking with Review«. *Archiwum Medycyny Sadowej I Kryminologii* 69, Nr. 3 (2019): 129–136. https://doi.org/10.5114/amsik.2019.94229

REGISTER

DANK

Zuallererst möchte ich bei meinen Eltern bedanken. Durch ihre unerschöpfliche Geduld auf meinem holprigen Schulweg haben sie mein Medizinstudium (oder überhaupt einen Schulabschluss) erst ermöglicht. Auch die Unterstützung während des Studiums war für mich nicht selbstverständlich. Dafür bin ich sehr dankbar. Meine drei älteren Geschwister haben ihren Teil dazu beigetragen, mir bei unterschiedlichen Herausforderungen beim Erwachsenwerden den ein oder anderen Stein aus dem Weg zu räumen. Danke dafür!

Danke an Volker Wittkamp, der durch sein *Fit im Schritt* als urologische Version von *After Hour* die Inspiration für dieses Buch lieferte.

Zeitlich ermöglicht wurde dieses Buch eigentlich nur durch eine schwere Knieverletzung, die bei der bayrischen Rugby-Meisterschaft mit den Munich Monks entstanden ist. Auf die Verletzung und OP hätte ich gut verzichten können. Nicht aber auf den Teamgeist, die Kameradschaft, den Safe Space und den Spaß am Rugby vor der Verletzung. Vielen Dank für die gute Zeit, Munich Monks!

Lieber Toby, vielen Dank für deine Unterstützung von der ersten Idee über das regelmäßige Feedback, das Korrekturlesen, den humoristischen Input und vor allem die Idee zum Titel. Und danke, dass du die Geschichten über meine Arbeit so tapfer über dich ergehen lässt und ganz allgemein für deinen uneingeschränkten Rückhalt in allen anderen Lebenslagen.

Danke an meine Schwester Caro für das Lektorat, das konstruktive Feedback und die Deutsch-Nachhilfe! Vielen Dank an meine Schwester Martina für die tollen Illustrationen und das Cover und die Kompromissbereitschaft und die Großzügigkeit während der Entstehung!

Djuro, danke für das professionelle Cover-Shooting und das annehmbare Ergebnis! Falls du mal das Interesse an der Chirurgie verlierst, wirst du einfach Fotograf.

Vielen Dank an meine Chefärztinnen und Chefärzte (Dr. Claus Kiehling, Dr. Heike Kremser, Prof. Natascha Nüssler) und alle Ober- und Assistenzärzte, die durch ihre Geduld mit mir einen hoffentlich halbwegs ordentlichen Chirurgen, Proktologen und Arzt aus mir gemacht haben. In Bezug auf das Buch bedanke ich mich insbesondere bei meinen Chefärzt*innen und proktologischen Mentor*innen Dr. Reinhard Ruppert und PD Dr. Mia Kim.

Und zu guter Letzt noch vielen Dank für die unkomplizierte Zusammenarbeit an meinen Literaturagenten Dr. Uwe Neumahr (Agence Hoffman) und Frau May und Frau Fingado vom riva Verlag, die eine Umsetzung überhaupt erst möglich gemacht haben.

ÜBER DEN AUTOR

Florian Frank ist 1987 in München geboren und in einem Vorort des Münchner Speckgürtels aufgewachsen. Nachdem er 2013 das Medizinstudium in Innsbruck erfolgreich abschloss, begann Florian Frank seine Zeit als chirurgischer Assistenzarzt im beschaulichen Bad Tölz. Seit 2018 arbeitet er am größten Darmzentrum Deutschlands sowie dem ersten Zentrum für die Behandlung von Analkrebs in Deutschland in der München Klinik Neuperlach. Nachdem er sich seit 2020 Facharzt für Viszeralchirurgie nennen darf, folgten seither noch die Zusatzbezeichnungen Proktologie, Ernährungsmedizin und Spezielle Viszeralchirurgie. Momentan ist Florian Frank Oberarzt mit Spezialisierung auf Koloproktologie in Neuperlach sowie Koordinator des dortigen Darmzentrums.

Privat verbringt Florian Frank seine Zeit gerne auf Reisen und mit seinen sechs Neffen und seiner Nichte. Durch eine schwere Knieverletzung bei der bayrischen Rugby-Meisterschaft wurde zwar die Rugby-Karriere beendet. Allerdings ist durch die Zeit, die es zur Genesung brauchte, Kapazität für das Schreiben dieses Buches frei geworden.

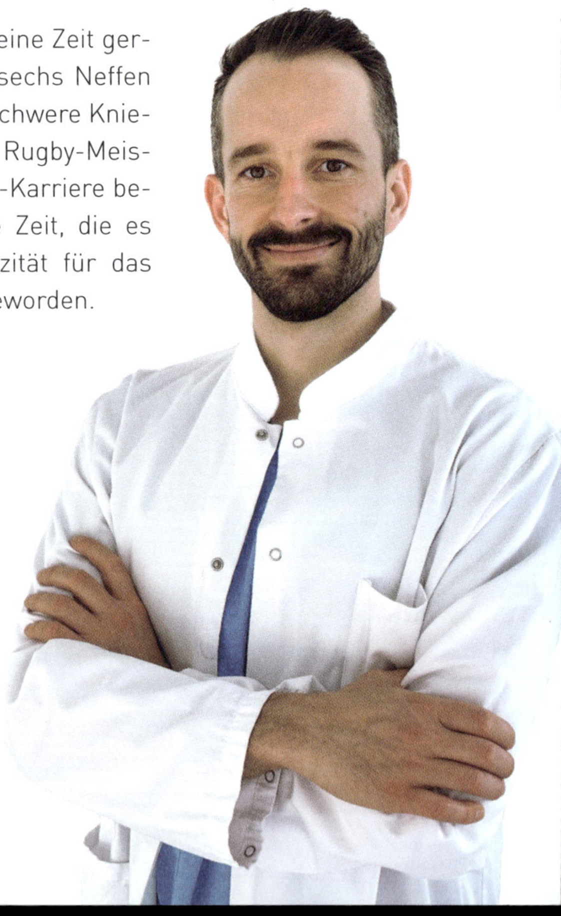